国家出版基金项目
NATIONAL PUBLICATION FOUNDATION

基于器官系统的 PBL 案例丛书

感染与免疫模块和心血管与呼吸模块 PBL 案例

丛 书 主 编 边军辉

丛书副主编 林常敏 陈海滨 张忠芳 辛 岗

丛 书 秘 书 孙绮思 洪 舒

分 册 主 编 辛 岗 黄展勤

分册副主编 苏 芸 姜红岩

分 册 编 委 （按姓名汉语拼音排序）

边军辉 陈小璇 黄展勤 姜红岩 李春燕
李吉林 林常敏 龙 廷 苏 芸 王革非
吴北燕 吴 凡 肖 玲 辛 岗 余汉光
张国红 张忠芳

分册学生编委（按姓名汉语拼音排序）

陈 漫 陈婉洁 何日华 江诗妍 林启洪
林泽获 田慧虹 王乐扬 许裕婷 张 军
郑单丹 周浩锋

北京大学医学出版社

GANRAN YU MIANYI MOKUAI HE XINXUEGUAN YU HUXI MOKUAI PBL ANLI

图书在版编目（CIP）数据

感染与免疫模块和心血管与呼吸模块 PBL 案例 / 辛岗，黄展勤主编．— 北京：北京大学医学出版社，2020.8
（基于器官系统的 PBL 案例丛书 / 边军辉主编）
ISBN 978-7-5659-2210-7

Ⅰ．①感… Ⅱ．①辛… ②黄… Ⅲ．①病原微生物－病案－医学院校－教材②医学－免疫学－病案－医学院校－教材③心脏血管疾病－病案－医学院校－教材④呼吸系统疾病－病案－医学院校－教材 Ⅳ．① R37 ② R392 ③ R54 ④ R56

中国版本图书馆 CIP 数据核字 (2020) 第 102901 号

感染与免疫模块和心血管与呼吸模块 PBL 案例

分册主编：辛　岗　黄展勤
出版发行：北京大学医学出版社
地　　址：（100083）北京市海淀区学院路 38 号　北京大学医学部院内
电　　话：发行部 010-82802230；图书邮购 010-82802495
网　　址：http：//www.pumpress.com.cn
E-mail：booksale@bjmu.edu.cn
印　　刷：北京信彩瑞禾印刷厂
经　　销：新华书店
责任编辑：赵　欣　**责任校对**：靳新强　**责任印制**：李　啸
开　　本：787 mm × 1092 mm　1/16　**印张**：17.5　**字数**：358 千字
版　　次：2020 年 8 月第 1 版　2020 年 8 月第 1 次印刷
书　　号：ISBN 978-7-5659-2210-7
定　　价：128.00 元

丛书序

现代医学教育伴随着医学科学的发展和人类认知理论的进步而快速发展。在医学教育领域，教育学对人的学习和认知发展的研究理论——行为主义、认知主义和建构主义理论一直影响着医学教育的过程和结果。

近年来，医学教育改革基于医学学科的发展和教育学的进步，方兴未艾，如火如荼。医学教育从之前的以学科为中心的模式，逐渐转变为以器官系统为中心的模式，这已成为新时代医学教育改革的标志之一。似乎在“时髦”的词语中，医学教育中唯以器官系统为中心才能称之为“医学教育改革”。然而，我们应该清楚地认识到，医学知识的呈现方式以及学生获取并掌握知识的多少和质量，其实并无直接的关联，知识的构建方式才是更重要的过程。

所谓的以学科为中心的课程体系和以器官系统为中心的课程体系均属于知识的呈现方式，所不同的主要在于呈现的角度而已。讨论式教学和案例互动教学则是从学生知识构建的角度出发，着眼于学生知识体系的搭建，这才是未来学生构建自主学习、主动学习和终身学习能力的基础。优化知识的呈现体系，同时加强知识构建体系的改革，才能从知识和能力的层面上帮助学生构建起“网格化”（可以理解为以学科为中心课程的横向模式与以器官系统为中心的纵向模式基础上的整合交叉）的理论和实践知识体系。PBL 正是在知识呈现体系基础上，针对知识构建的教学改革，显然是有利于学生的成长和知识的融会贯通。

PBL 案例的最高境界是来源于临床实践，并加以整理完善。其中包含了建构主义理论指导下的教育思想和理念，包含了结果导向的教育设计，包含了胜任力的目标要求。其在医学教育教学中的重要价值不可小觑。

由于医学科学的复杂性，以何种方式高效率、高水平地传递知识并使学生掌握和应用于医疗实践显得至关重要。

多年来，汕头大学医学院采用多种方式培训 PBL 导师，导师们将经验总结成案例，并加以细致打磨，形成独具特色的 PBL 案例集，着实为已经非常活跃的医学教育领域增加了新的素材；更主要的是，为医学生的学习提供了源于临床实践，同时又升华至理论高度的案例资源，尤其值得欣慰；此外，也为高校教师理解 PBL 和使用 PBL 进行互动式教育，提供了很好的借鉴。

我高兴地推荐本案例从书，并乐意一起学习，进一步推动医学教育领域的学习革命。

王维民

北京大学医学部副主任

全国医学教育发展中心常务副主任

2020.6.30

丛书前言

2005 年的一天，温家宝总理看望了著名物理学家钱学森，与他谈到教育问题时，钱先生说："这么多年培养的学生，还没有哪一个的学术成就能够跟民国时期培养的大师相比。为什么我们的学校总是培养不出杰出的人才？"这就是广为人知的"钱学森之问"。这一问题本身就十分重要，因为在日益全球化的今天，国家之间的竞争是杰出人才之间的竞争，说到底就是各国教育质量之间的竞争。因此，找到解决这一问题的有效方法更为关键，这关系到民族的前途和命运。

从 2002 年起，汕头大学医学院就开始实行医学教育的大胆改革，率先打破传统医学学科间的界限，建立了以人体器官系统为基础的整合课程体系。经过多年的实践，这一代表"以学生为中心"现代教育理念的措施和成效在 2009 年获得了教育部临床医学专业认证专家的认可。学院师生更是再接再厉，在全英文授课的医学教育在国内普遍前途惨淡的背景下，创建全英文授课班，引入美国执业医师资格考试（United States Medical Licensing Examination，USMLE），有效地扩大教育国际化的规模，在病理、临床技能、教师培训等领域创新，于 2014 年获得国家级教育成果一等奖。

中国的教育必须通过改革才能摆脱"钱学森之问"的局面。随着科技日渐进步和知识更新步伐的加快，学生了解和记忆知识已经不再是教育所追求的目标。培养具有深度学习、提出和解决问题能力，兼具岗位胜任力和创新能力的学生才是现代教育的宗旨。学校必须放弃将毕业生的知识水平、考试成绩作为衡量教育产出的一贯做法，而要将教育的长远效果——毕业生的潜力、职业素质和终身学习能力——作为最准确的衡量标准。因为前者是技术学校的目标，而后者才是能培养出大师的高水平大学的目标。

汕头大学医学院决心举办"主动学习班"，吸取国外先进医学院校（如加拿大 McMaster 大学）的成功经验，让医学生能有机会选择问题导向学习（problem-based learning，PBL）方式，在教师的辅导下，利用生活及临床的情景作为案例进行深度学习，培养学生自主学习、独立分析、有效沟通能力和团队精神。新教学大楼配备的符合 PBL 理念的优质设施也为这一教育改革措施的成功奠定了基础。

据我所知，在中国的医学院校中这是个创举。首先我必须感谢拥有“国家教育兴亡，你我匹夫有责”勇气和专业精神的各位同事，也特别感谢在亚太地区推广 PBL 理念和实践多年、获得同行尊重的关超然教授为我们把脉和指导。我更要感谢那些愿意加入“主动学习班”的同学，因为他们将为中国医学教育的发展提供最直接的数据和宝贵的经验。

即使在国外，PBL 案例也是每个学校的“传家宝”，轻易不肯示人，也因为大家对 PBL 案例的认知是，一旦传到学生手中，案例将失去教学功能。PBL 案例如此“难产”，如此宝贵，基于器官系统模块的 PBL 案例集更是稀罕，我们该如何珍藏这批“宝贝”呢？受关超然教授撰写的案例编写著作——《问题导向学习（PBL）平台之建构——案例设计、撰写技巧、参考实例与审核机制》大受欢迎的启发，核心小组讨论后决定：我们公开分享它们。

——“汕头大学是中国教育试验田。”

——“汕头大学医学院应该为中国的医学教育发展贡献她的力量。”

这是汕头大学的使命，也是我们给主动学习班学生做的最好的榜样。

“钱学森之问”是个重要问题。令人振奋的是，汕医师生将通过“问题导向学习”，为破解这一问题找到有效的解决办法。

边军辉

汕头大学医学院原执行院长

丛书编写思路

汕头大学一直致力于引入国际先进的教育理念和教学模式，被誉为“中国教育改革试验田”。在医学教育方面，继 2002 年打破传统基于学科的课程模式后，汕头大学医学院（以下简称汕医）没有停下探索的脚步，在人才培养模式上又提出新的问题：中国医学生是否可以打破传统“填鸭式”教育模式，推行“问题导向学习”模式？为此，汕医人进行了 10 余年的准备，最后于 2015 年开设“主动学习班”。在这个过程中，汕医聘请了关超然教授为资深教育顾问，协助构建了完善的 PBL 导师培训流程和管理制度，先后培养了 100 多位 PBL 带教小组老师，也产生了一批高质量的 PBL 案例。随着主动学习班课程的推进，每个模块都开发了与课程相应的 PBL 案例，以上努力为“主动学习”理念的实践奠定了基础。在实践过程中，师生的教与学理念发生了巨大变化，感受到“主动学习”的巨大魅力。

我在一个偶然的机会与后来任本丛书责任编辑的赵欣主任谈起，由此产生了组织这套“基于器官系统的 PBL 案例丛书”的想法。这个想法很快得到模块负责人毫无保留的支持。他们还从使用者的角度，提出在一部分案例后加入 PBL 带教前、带教后会议记录以及学生使用反馈、使用结果。通过参与带教会议老师畅所欲言的“絮叨”，使不熟悉 PBL 模式的教师拿到书后，也可以没有任何障碍地组织教师、学生使用这些案例，少走我们走过的弯路，躲过实施 PBL 过程中的“坑”。通过“PBL 课后学生对案例的反馈”，读者可以跳出教师视野的局限性，审视学生视角下课程的实施效果及学生的学习感受，这在传统教学模式中常被我们忽略，但将是改革医学教育的一个重要抓手。模块负责人的支持给了我们莫大的信心，要知道，撰写一个好的 PBL 案例有时候需要几个月甚至数年的打磨，而且，案例出版后，模块负责人很可能需要重新组织新案例供学生使用，所以，模块负责人、各个案例作者们的这个决定是非常慷慨而且富于奉献精神的，这何尝不是汕医精神呢！

经过十几年的探索和实践，器官系统整合模块课程体系逐步完善。本书第二~五册（注：册序见封底）是基于课程整合后形成的10个课程模块的PBL案例，模块排列顺序基本与学生学习顺序相同。其中，大部分案例都是临床常见病、多发病，但也有少量是罕见病，目的在于匹配课程模块具体的学习目标，还可让学生看到他们在教科书、考核中都不会遇到的疾病，以及这些罕见病患者和家庭的境遇。第六册是学生版案例合集，设计这一册的初衷是使读者，不论是教师还是学生，都可以在课前撕下当天讨论的一幕，而不会透露后面剧幕的剧情。第一册是PBL理念和教师培训，将汕医在主动学习实验班建立初始如何为老师们引入全新的教学理念，如何一步步将老师们从新手培训成能够熟练将此理念贯穿教学全程的过程，一一用文字描述出来。而丛书所配套的视频教程，则是将PBL理念、实施过程、评价方式精心表现出来，丰富了理念和实操的传达维度。

如果说PBL案例集是汕医领导层、培训者、全体教师努力的结晶，那么，丛书整理过程中“主动学习班”学生编委的加入则是水到渠成的，是这个人才培养模式必然的结果。从“主动学习班”建立第一天起，时任执行院长边军辉教授即提出“为每一个学生提供用脑、用手、用口、用心的机会”的理念。对于主动学习班的学生，老师们的共识是抓住各种可能的机会让学生参与教与学的所有过程，在实践中培养学生终身学习、团队合作、领导力等岗位胜任力。为此，丛书编写过程中我们邀请了2015和2016级主动学习班学生加入，学生编委的主要任务是整理他们学习过的案例学习目标、从学生角度进行案例评价和书写使用感想。类似这样的实践模式在主动学习班非常常见，在这样的实践活动中，我们与学生既是师生关系，也是同事关系，我们会教学生怎么做、给他们反馈，但同时也不断征求他们的意见，把学生当成工作伙伴，信任他们的能力，鼓励他们成长。在这样的模式中，学生的成长和蜕变是显而易见的，这又不断推动我们纳入更多学生与我们共同工作，因此，在丛书编写后期，学生团队不但进行了格式、文字、标点符号等最后的校对修改，有些新案例甚至请2015级学生团队修改，而他们的表现甚至不比老师逊色。本丛书最后的工作是视频拍摄，也是由老师定下模式和主题，由学生挑选案例、编写剧本。总之，对于主动学习班的学生，我们老师共同的看法就是：“活交给他们，我们非常放心”；或者换一句我们经常说的：“这是一批拿得出手的学生”——用时髦的医学教育术语，叫置信职业行为（entrustable professional activities，EPAs）。作为老师，我们是骄傲而自豪的，有时候也惭愧，因为和他们共同成长的过程中，我们也常常感觉到自己的不足，从学生身上也学习到很多，他们也是我们的良师益友。

本案例丛书的编写已经到了最后阶段，即将接受各位教育专家、学者、老师、同学们的审阅，想到此，内心难免忐忑。但再回想，无论是 PBL 理念还是主动学习班设立的初衷，我们一直强调“终身学习”“在反馈与反思中成长”，因此，无论未来来自于读者的评价是褒是贬，对我们而言，都是成长的过程；如果这些案例以及“主动学习”理念和人才培养模式的探索，能够引起使用者对医学教育现状、教育理念和教学方法的思考，那我们的目的就实现了；如果读者能再有温和或犀利的批评，那就远远超过我们的预期了。

最后再次感谢边军辉教授、关超然教授将 PBL 和主动学习的种子带到汕医，感谢本丛书的主编团队、各分册主编、各个模块负责人、案例作者们，还有孙绮思、洪舒两位丛书秘书，以及所有参与其中的主动学习班同学在本丛书编撰过程中付出的辛勤劳动。2015 年，我们因为“主动学习”这个共同的目标聚在一起，我们用人才培养结果达到一个个教育里程碑，未来，我们还将继续为这个目标共同努力，为“钱学森之问”提供行之有效的答案。

林常敏

汕头大学医学院

目录

感染与免疫模块案例

感染与免疫模块介绍……………………………… 002
- 一朝被蛇咬……………………………… 005
- 轻舞飞扬……………………………… 015
- 疫苗之殇……………………………… 025
- 战“痘”的青春……………………………… 039
- 戴钰的血痰……………………………… 053
- 难以启齿的烦恼……………………………… 065
- 小唐媳妇苦闯鬼门关……………………………… 075
- 医患共患难……………………………… 087
- 致命肠病……………………………… 101
- 恶魔缠身……………………………… 113

心血管与呼吸模块案例

心血管与呼吸模块介绍……………………………… 128
- 一样的命运，不一样的结局……………………………… 131
- 佟先生的痛……………………………… 143
- 突然胸闷的李大伯……………………………… 153
- 头痛的老高……………………………… 163
- 憋气的邱奶奶……………………………… 173
- 未老先衰……………………………… 183
- 令人不安的咯血……………………………… 195
- 她的“胸痛”与他的“心痛”……………………………… 207
- 会呼吸的痛……………………………… 219
- 一个吸烟者的懊悔……………………………… 229

附件　PBL 教师手册（2018 版）……………………………… 237

感染与免疫模块

案例

感染与免疫模块介绍

【课程模块的概念】

本课程属于“感染与免疫”模块。目的是让学生学习病原体的致病机制、机体的免疫反应及相关药物等知识。本模块是一门整合度高的医学基础课程。

【课程模块的目的】

在本模块学习结束后，学生应该能够：

1. 判断感染性疾病（病毒性肝炎、肾综合征出血热、流行性乙型脑炎、登革热、钩端螺旋体病、恙虫病、伤寒、细菌性痢疾、霍乱、流行性脑脊髓膜炎、疟疾、日本血吸虫病、肝吸虫病、囊尾蚴病和艾滋病）的病原体，描述其发病机制、病理特点，对其进行初步诊断，提出治疗原则，分析预防及控制措施。

2. 描述常见细菌（病原性球菌、肠杆菌科、弧菌属、分枝杆菌、梭菌属、白喉棒状杆菌）、支原体、衣原体、立克次体、螺旋体、病毒（流感病毒、副黏病毒、肠道病毒、虫媒病毒、肝炎病毒、出血热病毒、疱疹病毒、免疫缺陷病毒、人乳头瘤病毒、狂犬病病毒等）、真菌（白假丝酵母菌、新生隐球菌、皮肤真菌）的生物学特点、致病机制、免疫性、常见临床感染、微生物学实验室检查、控制、预防和治疗原则。

3. 描述常见寄生虫[线虫(蛔虫、美洲钩虫、十二指肠蛲虫、鞭虫)、丝虫(班氏丝虫和马来丝虫)、吸虫(肝吸虫、肺吸虫、姜片吸虫、日本血吸虫、曼氏血吸虫)、绦虫(曼氏迭宫绦虫、牛带绦虫、猪带绦虫、棘球绦虫、阔节裂头绦虫)、原虫(阿米巴、贾第虫、利什曼原虫、滴虫、疟原虫、弓形虫、冈比亚布氏锥虫、枯氏锥虫)]感染的致病机制、诊断、预防和控制；能辨别节肢动物（蜱、恙螨、疥螨、蠕形螨、蚊、蝇、白蛉、蚤、虱）的形态及讲述其传播的疾病。

4. 区分常用抗菌药、抗真菌药、抗病毒药、抗寄生虫药、抗组胺药、免疫调节药的药理作用机制及临床应用。

5. 定义免疫的概念，区分固有免疫和特异性免疫，描述免疫应答发生的过程、参与的细胞和分子及其功能，描述免疫耐受的发生机制及医学意义，判断超敏反应的类型，描述其发病机制，描述常用的免疫学实验原理并操作；描述自身免疫病的类型及免疫机制、常用自身免疫标志物及治疗原则；描述肿瘤免疫、移植免疫、免疫缺陷病的特点及发生机制。

【课程计划】

共139学时，其中理论课106学时，实验课33学时。开课时间在大学二年级第二学期。主要整合了医学免疫学、医学微生物学、医学寄生虫学、抗生素及免疫相关药物、感染性疾病等课程内容。

【学习情境】

通过讲授、实验、讨论等方式进行学习。

PBL 案例教师版

一朝被蛇咬

课程名称：感染与免疫模块

使用年级：二年级

撰 写 者：王革非

审 查 者：PBL 工作组

汕头大学医学院
ShanTou University Medical College

一、案例设计缘由与目的

（一）涵盖的课程概念

本案例探讨感染与免疫模块知识，其以毒蛇咬伤为切入点，将抗原、类毒素、抗毒素、抗血清、抗体、抗原抗体复合物的概念、功能及其机制串联在一起，导入Ⅰ型超敏反应和Ⅲ型超敏反应的概念。内容涵盖生理性免疫应答到病理性免疫反应；同时采用开放性结尾，可引导学生进一步讨论学习关于超敏反应的分类、机制、特点和防治原则；综合生物化学、组织学、生理学和免疫学等相关知识并建立网络联系，学生也可以讨论人文话题（“驴友”活动召集及安全保障等）。

可继续再延伸的概念：学生在二年级学习了基本知识的基础上，还可以在别的模块或高年级的案例中讨论更深层次的概念，例如毒蛇种类、毒蛇咬伤的急诊处理等。

（二）涵盖的学科内容

生化层面　学习抗体的结构域和功能结构、抗原的顺序表位与构象表位、蛋白酶的作用机制。

组织层面　探究蛇毒的血液毒性和神经毒性的靶标组织特性。

生理层面　了解肥大细胞、嗜碱性粒细胞的生理功能。

免疫层面　掌握Ⅰ型超敏反应和Ⅲ型超敏反应。

行为层面　探讨野外穿越旅游的安全防范、紧急状况下的医患沟通方式。

人群层面　提高对“驴友”的旅行召集及安全预案的认识。

（三）案例摘要

大强和同学去云南热带丛林里进行野外旅行，途中大强被毒蛇咬伤。同伴将大强送至当地卫生院，尼茸医生根据大强的伤口和症状，诊断为毒蛇咬伤，进行了清创、胰蛋白酶注射后，开具了“精制抗蛇毒血清”。护士皮试发现大强对抗血清过敏，于是采用了脱敏注射法。虽然大强同伴不断催促护士注射，尼茸医生和护士坚持使用脱敏注射法，终于让大强转危为安。2周后，大强因注射抗血清，继发Ⅲ型超敏反应。

（四）案例关键词

抗血清（antiserum）

皮试（skin test）
脱敏注射法（desensitization injection）
Ⅰ型超敏反应（type Ⅰ hypersensitivity）
Ⅲ型超敏反应（type Ⅲ hypersensitivity）

二、整体案例教学目标

（一）学生应具备的背景知识

本案例在“感染与免疫”模块中设置，以医学免疫学相关知识为中心。适用于临床医学专业学生的第 4 学期。学生已学习了“感染与免疫”模块中抗原与抗体的内容，同时对 PBL 的学习方式已有很深的理解和应用。

（二）学习议题或目标

1. 群体 – 社区 – 制度（population，P①）
驴友们对户外旅游和野外穿越的安全意识如何？
2. 行为 – 习惯 – 伦理（behavior，B）
（1）进行野外穿越时如何能够更有效地保障安全？
（2）紧急情况下医护人员如何应对并进行有效沟通？
3. 生命 – 自然 – 科学（life science，L）
（1）列出毒蛇咬伤后正确的处理措施，并解释其机制和意义。
（2）指出精制抗蛇毒血清的有效成分，解释其作用机制，列举其不良反应以及使用时的注意事项。
（3）能够延伸出抗原、毒素、类毒素、抗毒素、抗血清等概念，定义上述概念，描述其功能并解释其机制。
（4）描述皮试的意义。
（5）描述Ⅰ型超敏反应的特点，解释Ⅰ型超敏反应的发生机制，列举出Ⅰ型超敏反应预防和治疗原则并解释其机制。

① P、B、L 是 PBL 案例三个层面的学习议题的英文首字母，这也体现了“PBL”的另一种诠释。——作者注

（6）根据本案例中的病史和临床表现判断出超敏反应的类型，比较不同超敏反应的差异并各列举至少 2 种典型疾病。

三、整体案例的教师指引

本案例分成 2 个剧幕，鼓励学生根据情境大胆提出假说，并探讨基础的相关议题。鼓励学生探讨社会议题和行为议题。大学生常常会结伴进行户外活动，户外活动尤其是野外穿越存在着很多安全风险，因此学生可以讨论如何积极应对，给出处理方式和建议。

第一幕

大强平时特别喜欢看《国家地理》杂志和 *Discovery* 等自然探索系列节目。对大自然探险和摄影的向往，使得大强很想成为真正的“驴友”，在丛林中穿越、在山岩中攀爬，尽情释放自己，拍摄最美的照片。但因从小生活在城市，假期偶尔和父母旅游也仅限于人流穿梭的景点，远远不能满足大强对大自然的渴望。暑假前，大强得知一些同学计划去云南临沧拍摄古树，全程要 1 周的时间。大强非常兴奋，认为这是一次真正意义上的野外穿越摄影，便急忙与同学联系报名，搜索野外穿越攻略，订购装备物品。

好不容易等到放假，大强和 4 位同学组成的队伍立刻向目的地进发。经过两天的旅程，大强一行终于到了此次穿越的大本营临沧市沧源县勐省镇。他们清点完物品后，重新分配打包，第二天一早便按网上找到的穿越攻略路线出发。一路上天气格外的好，大家心情也不错。按路线进山后，人烟稀少、风景秀美，俨然一片世外桃源。晚上扎营露宿，头顶繁星点点。第二天大强一行已经进入糯良乡境内。就在这天上午出现了意外。大强在拍摄一株古茶树时，从树枝上掉下一条蛇，将大强的右前臂咬伤。大家手忙脚乱地用树枝赶走蛇后，帮大强挤了伤口的血，在上臂上用绳子绑好。大强被咬后没有什么感觉，但大家觉得还是保险为妙，带着大强下山去糯良乡卫生院。大家轮流背着大强，约半小时他们才走到公路，拦了辆车便去乡卫生院。此时大强的伤口已经出现肿胀，伤口旁起了小血疱，大强觉得很痛，头也很晕。

一进卫生院，同学们一边扶着大强，一边急促呼喊医生。卫生院尼茸医生赶紧将大强引进急诊室，检查发现大强右臂因捆扎太久变成暗红色，忙松解上臂的绳子。右前臂皮肤有两颗牙痕伤口，周围出现了血疱，周边皮下有小块瘀斑，心率106次/分，呼吸相对平缓，但大强自述头晕、全身乏力。尼茸医生用过氧化氢溶液（双氧水）冲洗了大强的伤口，然后在伤口附近注射了胰蛋白酶，随后安排大强输注平衡液并吸氧。尼茸医生询问了同学毒蛇的样子，但大家当时在慌乱下没人注意到毒蛇的特征，于是医生开具了精制抗蛇毒血清的处方，嘱护士进行皮试。护士给大强进行皮试，结果为阳性。同行队友见大强中毒症状情况似乎很严重，于是催促护士紧急注射，可是护士和尼茸医生不同意。

关键词

毒蛇咬伤（venomous snake bite）

精制抗蛇毒血清（purified antivenin serum）

皮试

胰蛋白酶（trypsin）

重点议题 / 提示问题

1. 精制抗蛇毒血清的有效成分、作用机制、不良反应以及使用时的注意事项是什么？

2. 皮试的意义是什么？皮试阳性而病情紧急时怎么办？

3. 为什么注射胰蛋白酶？

教师引导

1. 大强被蛇咬伤，如你们是同行队友，你们会怎么办？

2. 精制抗蛇毒血清的成分是什么？为什么要注射？

3. 皮试阳性为何不能立即注射？如果注射会怎么样？

第二幕

护士询问完尼茸医生后便给大强继续处理，同学们看到护士配完药后给大强只注射一点点，然后又等待很长时间，再继续注射，期间还不断反复地询问大强呼吸是否费力、有没有不适，翻来覆去就这几句话。同学们心急如焚地等待了1个多小时，护士才把“救命药”打完。然后安排大强转至卫生院的留观病房。到了晚饭时分，大强中毒症状逐渐缓解，他很抱歉地看着大家，一次期待的野外摄影就这样中断了。大家看到大强好转，松了一口气，同时还抱怨护士注射太慢。在乡卫生院待了3天后，尼茸医生看到大强恢复，同意大强出院。遭此变故，一行人只好返回学校。

过了2周，大强又开始发热了，身上还有一些皮疹，指关节肿痛。大强觉得是被毒蛇咬伤的后遗症，便在同学的陪同下去了校医院检查。校医院的医生询问了大强有关病史，同行队友认为可能是医生护士当时输注抗蛇毒血清时延误病情所引发。医生没有理会，查体发现淋巴结肿大。相关实验室检查显示尿蛋白（+++），血常规和其他结果正常。

关键词

皮疹（rash）

关节肿痛（painful swelling of joint）

淋巴结肿大（lymphadenectasis）

尿蛋白（urinary protein）

重点议题 / 提示问题

1. 描述皮试的意义（与第一幕整合），描述皮试阳性而病情紧急时可采用的措施并解释其机制。

2. 定义“Ⅰ型超敏反应”的概念，描述其特点，解释其发病机制，描述防治原则并解释其机制。

3. 判断大强 2 周后的症状属于哪种疾病，定义其概念，描述其特点，解释其发病机制，描述防治原则并解释其机制。

教师引导

1. 血清注射过快可能出现何种后果？护士注射的方法其临床意义是什么？

2. 大强的后续症状是什么？会不会是由抗血清引发的？依据是什么？

四、参考资料

1. 曹雪涛. 医学免疫学 [M]. 7 版. 北京：人民卫生出版社，2018.

2. 国家药典委员会. 中华人民共和国药典（三部）[M]. 北京：中国医药科技出版社，2015.

五、PBL 带教前会议记录

参加者：案例撰写者，模块负责人，带教教师

案例名称：一朝被蛇咬

会议内容

（一）主要议题（如：案例文化背景，需要注意的问题，针对学生特点需要重点做哪些引导等）

大学生喜欢户外旅行，而忽略其中的风险防范和应对措施。本案例以在校大学生大强户外旅游被毒蛇咬伤为主线，将抗原、类毒素、抗毒素、抗血清、抗体、抗原抗体复合物的概念、功能及其机制串联至一起，导入Ⅰ型超敏反应和Ⅲ型超敏反应的概念，从生理性免疫应答到病理性免疫反应。同时给予开放性结尾，可引导学生进一步讨论学习关于超敏反应的分类、机制、特点和防治原则，也可以讨论人文话题（“驴友”活动召集及安全保障等）。

（二）案例重点问题（如：主要学习目标，如何达成，遇到困难的处理预案）

在“群体－社区－制度”层面关注驴友群体对野外穿越活动的风险认识和应对措施情况；在“行为－习惯－伦理”层面思考进行野外穿越时如何能够更有效地保障安全，以及紧急状况下医患如何进行有效的沟通；在“生命－自然－科学”层面通过“抗蛇毒血清”将抗原、类毒素、抗毒素、抗血清、抗体、抗原抗体复合物的概念、功能及其机制串联至一起，引入Ⅰ型超敏反应和Ⅲ型超敏反应的概念，从而使学生在学习生理性免疫应答和抗体生理功能及机制的同时，学习病理性免疫反应。带教教师可以熟悉案例中的 “教师引导”中的内容，以便能够更好地引导学生的讨论。

（三）其他

1. 本案例是根据“感染与免疫”模块原有案例改编的，第一次使用。

2. 本案例是本模块第一个案例，学生背景知识不多。

3. 依据案例教师指引，若有问题带教后会议再修改。

六、PBL 带教后会议记录

参加者：案例撰写者，模块负责人，带教教师

案例名称：一朝被蛇咬

会议内容

（一）案例使用反馈

1. 案例的优点

（1）案例难度比较适合“感染与免疫”模块的初始阶段，学生整体讨论进展比较顺利，讨论各环节比较流畅，能完成目标与重点议题。

（2）案例和学生的生活有一定的联系，能很好地激发学生的讨论兴趣。

2. 案例存在的问题（医学专业问题、文字表达、从学生的视角出发存在的问题）

（1）学生过度关注毒蛇和蛇毒相关议题，而对致敏原和过敏的相关议题有所淡化，需要对案例进行调整和带教教师引导。

（2）第二幕学生开始没有留意Ⅲ型超敏反应，需要对案例进行调整。

3. 意见或修改建议

（1）建议案例第二幕加上医生认为是另一型超敏反应，以提示学生不同于Ⅰ型超敏反应；案例第一幕加入血压指标，讨论蛇毒类型、血压降低、血液循环型的蛇毒。

（2）学生反映第一幕第一段和第二段没有太多实质内容，很长，建议删减。

（二）学习目标完成情况

两组学生均能较好地完成学习目标。

（三）学生表现

A 组：

1. 由于上周没有案例讨论，而此次案例的形式与以往案例有差异，学生进入状态的过程显得有些艰难。

2. 某些同学纠结于具体的问题，导致讨论不流畅；板书和推导过程耽误时间。

3. 稍有欠缺的地方是讨论完没有回归到案例里，有些症状、体征没有联系机制。

B 组：

1. 第二组有类似的情况，例如重新分组后的不适应、板书格式等耽误时间。

2. 总体讨论流畅，所有学习目标都可以达到；“事实”板书的时间偏长，讨论的时间略为紧张；整体氛围很好。

3. 学生纠结在蛇毒、生理方面；引导学生向感染与免疫模块的学习转换。

4. 已学习过敏性休克，能够对应症状解释，但不够深入。

七、PBL 课后学生形成学习目标

第一幕

1. 了解野外蛇咬伤的紧急处理方式。
2. 了解蛇毒的成分和引起中毒的机制。
3. 掌握蛇咬伤的治疗方式。
4. 了解胰蛋白酶和平衡液在蛇咬伤治疗中的作用。
5. 列举需要皮试的常见药物并解释需要皮试的原因。

第二幕

1. 了解药物皮试阳性后的处理方式。
2. 了解抗蛇毒血清的分类、成分、解毒机制和其可造成的不良反应及机制。
3. 练习医护人员在使用特殊方式给药时的解释技巧以及应该解释的内容。

八、PBL 课后学生对案例的反馈

案例的第一幕交代了主人公的身份背景、故事的起因和经过。主人公的身份背景让我们关注到一个人群——“驴友”。“驴友”们喜欢追求自然的美景，旅游过程中不可避免地会发生很多事故，如案例中的蛇咬伤，但他们又不知道事故的紧急处理方法，容易耽误治疗的时机，甚至造成二次伤害。针对这种现象，我们提出了“野外蛇咬伤的紧急处理方式”这一学习目标。案例中，伤者被咬伤后，出现了“伤口肿胀，伤口旁起血疱”“头晕、全身乏力”等症状。联系高中所学的银环蛇毒的中毒症状，我们猜测蛇毒的化学成分可能有多种，引发中毒的作用机制也不一样，故提出“蛇毒的成分和引起中毒的作用机制”这一学习目标。案例中医生对伤者伤口的处理让我们感到好奇，我们希望通过学习来掌握“蛇咬伤的治疗方式”，特别是“胰蛋白酶和平衡液在治疗中的作用”。案例中医生开具抗蛇毒血清并进行了皮试，皮试结果显示阳性之后，推迟了药物的注射时间。我们对此产生了疑问，进而提出“需要皮试的药物及皮试的原因”这一学习目标。

第二幕案例简单介绍了后续的治疗及之后出现的新的症状。在推迟一段时间后，护士才缓慢分次地将抗蛇毒血清注射完毕，我们猜测只是因为此前的皮试为阳性，于是提出“药物皮试阳性后应该如何处理”这一学习目标。案例中，伤者出院 2 周后出现“皮疹、指关节肿痛、淋巴结肿大、尿蛋白 +++”的症状，自认为是毒蛇咬伤的“后遗症”。我们通过讨论，认为这些症状可能和前文提到的“抗蛇毒血清皮试阳性”有关，可能是抗蛇毒血清的副作用，进而提出“抗蛇毒血清的分类、成分、解毒机制和其可造成的不良反应及机制”这一学习目标。同时我们发现第一幕中，伤者的朋友们都没能从医生处得到合理的解释，这导致了他们在第二幕中对第一幕尼茸医生的猜疑，这是一起典型的由于沟通不足引发的医患矛盾，于是我们提出了“医护人员在使用特殊方式给药时应做什么解释”这一人文讨论主题。

经过学习，我们意识到，整个案例围绕着蛇咬伤的处理，让我们系统地学习了超敏反应这一知识点，包括其分类、发生机制和对机体的影响。案例虽然没有直接提到超敏反应这一知识点，但是皮试及 2 周后的继发症状指引我们向超敏反应的方向寻求解释，进而进行系统的学习。

PBL 案例教师版

轻舞飞扬

课程名称：感染与免疫模块

使用年级：二年级

撰 写 者：辛 岗

审 查 者：PBL 工作组

汕头大学医学院
ShanTou University Medical College

一、案例设计缘由与目的

（一）涵盖的课程概念

“轻舞飞扬”描述了一位热爱跳舞的女孩得了系统性红斑狼疮，但是为了跳舞和身体外貌的考虑，对使用激素和细胞毒药物治疗有顾虑。本案例的核心概念是自身免疫病，学生的主要学习目标是自身免疫病的发病机制、治疗原则、细胞周期以及激素和细胞毒药物的作用原理，行为伦理方面学生应能探讨用药依从性问题。本案例的使用年级是二年级第二学期，因此学生的学习重点应放在疾病的发生机制，而不需要具体探讨治疗方案。

可继续再延伸的概念：“轻舞飞扬”所涉及的系统性红斑狼疮是最常见的自身免疫病之一，学生在二年级学习了这个案例后，还可以在别的模块或高年级的案例中讨论更深层次的概念，例如狼疮的各类并发症的发生机制、鉴别诊断及治疗方案等。

（二）涵盖的学科内容

免疫层面　自身抗体产生的机制是什么？自身免疫病发生的机制是什么？

细胞层面　细胞周期的概念是什么？激素和细胞毒药物的作用靶点是什么？

药理层面　激素和细胞毒药物的作用机制是什么？激素使用的副作用是什么？

行为层面　患者为了避免副作用而不愿意服药，医生应该怎么做？

社会层面　患有系统性红斑狼疮的患者往往幸福感较低，造成这个状况的社会原因是什么？

（三）案例摘要

本案例是根据文献和小说编写的，描述了爱跳舞的网名叫作“轻舞飞扬”的女孩患系统性红斑狼疮肾炎，对治疗有顾虑而不按医嘱服药，导致出现相关问题。

（四）案例关键词

自身抗原（autoantigen）

自身抗体（autoantibody）

系统性红斑狼疮（systemic lupus erythematosus，SLE）

自身免疫病（autoimmune diseases）

二、整体案例教学目标

（一）学生应具备的背景知识

学生应学习了基础免疫学的知识。

（二）学习议题或目标

1. 群体－社区－制度（population，P）

自身免疫病的流行病学特点，好发性别、年龄（育龄期妇女）等。

2. 行为－习惯－伦理（behavior，B）

（1）治疗依从性对患者病情及预后的影响。

（2）对于患者利用网络资源获取的疾病和治疗信息，医生应如何面对？

3. 生命－自然－科学（life science，L）

（1）抗核抗体等自身抗体的产生原因。

（2）自身抗体造成皮肤、关节、血液系统、肾损伤的机制。

（3）系统性红斑狼疮的发病机制。

（4）糖皮质激素、环磷酰胺、单抗药物的作用机制。

三、整体案例的教师指引

本案例分成 2 幕，临床部分不作为重点，重点让学生学习与免疫相关的内容，因此治疗及治疗后并没有写入案例中。

案例写了一个人文伦理的场景，即患者自己上网查资料，目的是让学生对这些问题有所思考，并不一定要判断出对与错。

第一幕

她从小喜欢跳舞，是个非常爱美的女孩，人们都叫她“轻舞飞扬”。轻舞飞扬今年 19 岁，正在上大学二年级。她很喜欢大学的丰富多彩的生活，一入学就参加了学校的舞蹈社团，每天白天上课学习，晚上就去练习舞蹈。学校的大大小小的比赛都积极参加，似乎从来不知道累。

最近一段时间轻舞飞扬自己感觉有点不对劲，她每晚练习完后总是感觉非常疲倦，膝关节有些疼痛，有时候脚踝还会有些肿。社团的同学也都说她脸色不好，劝她休息几天。她也觉得可能是练习太累了，就减少了练习的时间，关节疼痛好些了，可是还是感觉疲倦。最近几天感冒，有些发热，体温 38 ℃左右，梳头的时候大把大把地掉头发，脸上和身上还起了红斑，关节又开始疼了。

她来到医院，医生询问了病程，建议进行血液和尿液检查。血液自身抗体检查结果显示：荧光法 ANA（抗核抗体）1:1000 阳性，颗粒型；抗 dsDNA 抗体阳性；抗 Sm 抗体阳性。血清学检查：C3 245 mg/L（800 ~ 1600 mg/L），C4 35 mg/L（130 ~ 370 mg/L）。血常规：Hb 90 g/L（120 ~ 150 g/L），RBC 2.83×10^{12} /L [（3.5 ~ 5.5）$\times 10^{12}$ /L]，其余正常。尿液检查：潜血阳性，尿蛋白（++）阳性，余阴性。

医生考虑是一种自身免疫病，需要住院明确病理类型，综合评估病情活动度，制订治疗方案。

关键词

抗核抗体（antinuclear antibody，ANA）

自身免疫病

自身抗体

抗 dsDNA 抗体（anti-dsDNA antibody）

抗 Sm 抗体（anti-Sm antibody）

重点议题 / 提示问题

1. 抗核抗体、抗 dsDNA 抗体、抗 Sm 抗体等自身抗体的产生原因是什么？
2. 免疫荧光方法的原理是什么？
3. 补体 C3、C4 降低的原因是什么？

4. 肾功能损伤的指标的含义是什么？

5. 自身抗体造成皮肤、关节、血液系统、肾损伤的机制是什么？

6. 自身免疫病的特点、机制、影响因素是什么？

教师引导

1. 本案例重点让学生讨论免疫相关的问题。第一幕只给出了一个笼统的诊断，并没有直接告知是系统性红斑狼疮，但是学生从抗 dsDNA 阳性和抗 Sm 抗体可以获得线索。

2. 若学生没有将免疫荧光法作为学习议题，教师可适当引导其为免疫学学习的重要内容。

第二幕

住院后血液检查结果显示：血肌酐（Scr）83 μmol/L（52 ~ 133 μmol/L），BUN 4.6 mmol/L（4.6 ~ 8.6 mmol/L），Alb 30 g/L（35 ~ 45 g/L）。

肾活检病理结果：免疫荧光，3 个肾小球：IgG（+++），IgA（+++），IgM（++），C3（+++），C1q（++），FIB（++）；光镜，可见 26 个肾小球，系膜细胞和系膜基质弥漫中度增生，可见核碎裂，肾小球内大量免疫复合物沉积，伴有淋巴细胞和中性粒细胞浸润。

轻舞飞扬被确诊为系统性红斑狼疮，使用糖皮质激素和环磷酰胺治疗好转出院。医生嘱继续坚持治疗，定期复查。回到学校后，轻舞飞扬开始上网查询这个病和治疗的药物，网上说长时间激素治疗后，人会变胖和股骨头坏死，她担心以后都不能跳舞了；还听说环磷酰胺对人体损伤很大，对将来的生育也有影响；同学们也都这么说，她就停了药。3 个月后，轻舞飞扬又出现了颜面红斑、水肿、关节肿痛等症状。她听说这个病用利妥昔单抗（美罗华）治疗效果不错。于是，带着一大堆问题，她再次来到了医院复诊。

关键词

免疫荧光（immunofluorescence）

系统性红斑狼疮

糖皮质激素（glucocorticoid）

环磷酰胺（cyclophosphamide）

利妥昔单抗（rituximab）

重点议题 / 提示问题

1. 系统性红斑狼疮的发病机制是什么？

2. 免疫荧光检测结果显示多种抗体阳性，说明什么？

3. 核碎裂的原因是什么？

4. 糖皮质激素、环磷酰胺的药理作用及不良反应是什么？环磷酰胺与细胞周期有关，此处学生要讨论细胞周期。

5. 抗 B 细胞单克隆抗体的作用机制是什么？

6. 狼疮患者用药治疗依从性情况对患者病情及预后的影响是什么？

7. 对于患者利用网络资源获取的疾病和治疗信息，医生应如何面对？

教师引导

1. 第二幕中有人文的议题，若学生忽略，带教教师可提醒学生注意。

2. 学生在讨论环磷酰胺作用机制时，要提醒学生注意与细胞周期的关系。

3. 免疫病理结果学生不必纠结太久，主要用来学习免疫相关知识，不必纠结其他病理类型。若学生讨论太多，教师可予以引导。

4. 鼓励学生查找最新文献以回答相关问题。

四、参考资料

1.《医学免疫学》自身免疫病章节（各版本教材均可）

2.《风湿病学》系统性红斑狼疮章节（各版本教材均可）

五、PBL 带教前会议记录

参加者：案例撰写者，模块负责人，带教教师

案例名称：轻舞飞扬

会议内容

（一）主要议题（如：案例文化背景，需要注意的问题，针对学生特点需要重点做哪些引导等）

本案例“轻舞飞扬”与本模块另一个案例“战‘痘’的青春”一样，都是以大学生群体为主角，更贴近大学生的生活。两个案例主角一个是男生，一个是女生，既符合两个疾病的发病人群分布（自身免疫病相对多见于女性，而痤疮更多见于男性），又避免了重复。

本案例是“感染与免疫”模块的第二个案例，描述了一位热爱跳舞的女孩得了系统性红斑狼疮，但是为了跳舞和身体外观的考虑，对使用激素和细胞毒药物治疗有顾虑。学生已经学习了免疫学的基础知识，并且讨论过超敏反应的案例（本模块第一案例）。学生对免疫学中的免疫器官、免疫细胞和免疫分子已经有所了解，但是对于免疫系统的整体应答过程以及对器官、细胞和分子之间的联系和应用尚缺乏深入学习。本案例重点引导学生将已经学习的知识加以应用，深入理解免疫应答的过程所涉及的免疫学知识，以及免疫系统出现自身应答的原因和机制。

（二）案例重点问题（如：主要学习目标，如何达成，遇到困难的处理预案）

案例的重点议题是自身免疫病的相关知识学习，包括自身免疫病诱发的因素、发病机制、免疫损伤机制和治疗的原则及用药。学生还应该讨论患者用药依从性与预后的关系、患者获取疾病和治疗信息的途径及医生如何面对等问题。学生有可能在获得系统性红斑狼疮的诊断后只针对该病进行学习，而忽略了自身免疫病的一般特征，教师应加以引导，让学生能从特殊疾病分析到一般情况，做到举一反三、触类旁通。

（三）其他

案例是对免疫学知识的高度综合和应用，学生可能会由于很多知识不太懂而沮丧，带教教师要多进行鼓励，帮助学生建立信心。

六、PBL 带教后会议记录

参加者：案例撰写者，模块负责人，带教教师

案例名称：轻舞飞扬

会议内容

（一）案例使用反馈

1. 案例的优点

（1）学习目标很快达成，基本符合教师指引。

（2）案例比较短，但是知识点很多；学生比较喜欢这种类型。

（3）学生反映案例设计巧妙，能够激发往下深入学习的意愿。

2. 案例存在的问题（医学专业问题、文字表达、从学生的视角出发存在的问题）

（1）学生在事实列举过程中没有太多的归纳，耗时比较多，教师在反馈环节强调要对关键信息进行凝练。

（2）对“群体－社区－制度”和“行为－习惯－伦理”层面有关注，也有讨论，但没有明确列出；目标列举以“生命－自然－科学”层面为主；另一组对前者也有讨论和关注，但认为是生命科学基础上进行学习的目标，没有专门列出。

3. 意见或修改建议

（1）免疫学各个知识点的掌握存在缺口，在课程设置上考虑安排一次涉及免疫应答与免疫耐受的课，学生分组展示，促使学生在免疫学体系架构上更为清晰与细致。

（2）用药依从性因在之前的病例已经讨论过，学生讨论的热情不高，形成思维定势，讨论比较泛在，继续深入的意愿稍欠缺。

（3）环磷酰胺涉及的细胞周期学习目标删除（已学过）。

（4）自身免疫病的流行病学特点等，归入“群体－社区－制度”层面。

（5）删除行为目标 1 和 2；核碎裂目标可删除。

（6）本次病例讨论后，免疫部分在课程安排上已结束，考虑是否增加案例（题目：谁害了我儿子）以实现免疫学知识的再学习，以及到微生物学知识的过渡。

（7）课程在成果导向教育（outcome-based education，OBE）目标上需要添加自身免疫病章节目标。

（二）学习目标完成情况

1. 讨论过程会有短暂冷场，但小组气氛融洽；议题都能涉及，讨论条理性比较清晰，但讨论深度不够。

2. 学生通过分享能完成学习目标，但反映学习时间非常不足，讨论过程中无法脱稿展示。

3. 模块的学习目标等在模块开始的时候已经发给学生，每周上传自测题，但是学生自测题完成情况欠佳，很多同学并没有按时完成。

4. 分享时间紧，目标完成 9 成，余下目标（药物依从性等）课下深入讨论。

5. 自身免疫病的诱发因素未能涉及，直接围绕 SLE 进行分享。

（三）学生表现

1. 小组同学都比较活跃，互相帮助，总体完成讨论目标。

2. ×× 同学这次进步比较大，发言挺多，也有建设性。

3. 大部分同学的学习能够从免疫耐受与自身免疫病的诱发因素与机制入手，组员通过互相帮助整理，尝试形成关系图。有关自身免疫病的诱发因素与机制建议纳入学习目标。

4. 在形成关系图的过程中花费时间比较长，中间的知识细节比较缺失，似是而非，需要对免疫细胞、免疫应答与免疫耐受相关内容再复习与内化。

5. 药物依从性等有关目标在学生讨论时缺乏数据与文献论证，习惯用“我觉得……”。

（四）其他补充

指引学生角色转换，从基础学习转换到感染与免疫的学习，本案例学习重点在免疫学机制。

七、PBL 课后学生形成的学习目标

A 组

生命 - 自然 - 科学目标：

1. 学习自身免疫病的发病机制（年龄、性别分布）。

2. 学习 SLE（诱因、发生机制、症状、诊断、治疗、预后、停药后果、检查结果的意义）。

3. 学习糖皮质激素、环磷酰胺的作用机制及不良反应（肥胖、股骨头坏死、对生育的影响）。

人文目标：

4. 了解案例疾病中患者的药物依从性及解决方法。

5. 了解网络查询。

B 组

生命 – 自然 – 科学目标：

1. 学习 SLE 的病因、机制、疾病发展、治疗和预防
2. 学习糖皮质激素、环磷酸胺、利妥昔单抗的“PA–PA 模型”。
3. 掌握 C3、C4 降低的原因。
4. 了解 ANA、抗 dsDNA 抗体和抗 Sm 抗体的意义和作用。
5. 了解血清学检查的内容和意义。
6. 了解肾小球系膜细胞、系膜基质的作用。
7. 了解核碎裂的原因。
8. 了解荧光免疫检查法。

人文目标：

9. 了解网络查询疾病、治疗等方面的可信度。

八、PBL 课后学生对案例的反馈

我们认为该案例的设计较合理。首先，知识层面上，案例的学习内容贴近当下所学模块“医学免疫学”的自身免疫病部分，同时涵盖了药理学、诊断学等相关内容，让我们的讨论可以基于一定的知识基础上，在课下查找时也可以回顾既往知识，并深层挖掘案例的相关信息。值得一提的是，在药物的学习内容方面，我们应用了黄展勤老师归纳总结的学习药物的一般流程——“PA–PA”模型（physiology/pathophysiology，pharmacological effects，adverse drug reactions，clinical application），方便记忆与整理。

同时案例中的人文目标内容丰富饱满，悄然融入患者的依从性问题，引导学生思考网络寻医问药的可信度以及如何提高患者的药物依从性，这既符合临床实际，又贴合案例情节发展。同时患者的心理状态描述贴近生活，能引起我们的共鸣，提升我们的学习兴趣。

整个案例的病程清晰完整，详细阐述了主人公生活作息、发病症状、检查情况、治疗、复发等相关内容，符合疾病进程，逻辑清晰，利于我们讨论时层层推进。总的来说，“生命 – 自然 – 科学”和“群体 – 社区 – 制度”的主要目标上难度较为适中，涵盖内容丰富，设置较合理。

需要注意的是，案例第一幕中描述主人公“似乎从来不知道累”这句话容易引发学生过多不必要的讨论；以及第一幕的结尾给出了医生考虑的方向，相对限制了学生的思维，不利于进一步探索思考。

PBL 案例教师版

疫苗之殇

课程名称：感染与免疫模块

使用年级：二年级

撰 写 者：辛　岗

审 查 者：PBL 工作组

汕頭大學醫學院

ShanTou University Medical College

一、案例设计缘由与目的

（一）涵盖的课程概念

“疫苗之殇”是将感染和免疫相联系的一个案例，以免疫缺陷的患儿接种疫苗后的疾病作为切入点。本案例描述了脊髓灰质炎疫苗相关的急性麻痹症，虽然并不是很常见，但是却可引起重大的社会问题（近日广泛讨论的“疫苗之殇”可为例证），也是每个家长、医务工作者关心的问题。因此，这既是个体问题，也是群体问题。脊髓灰质炎病毒相对其他病毒而言致病机制较简单，让学生的关注点更多放在疫苗相关的疾病。

学生在学习本课程中，会探讨病毒结合宿主细胞（生理、解剖）、损伤的反应（感染、病理）、免疫细胞功能缺陷（免疫）；也可以讨论人文话题（疫苗相关疾病的国家政策、家庭负担、社会责任等）。

可继续再延伸的概念：“疫苗之殇”是生活中引起广泛讨论的常见话题，学生还可以讨论疫苗的种类和如何更合理地应用疫苗。

（二）涵盖的学科内容

组织层面　运动神经元破坏后是否可以再生？若不可再生，其所支配的肌肉将如何变化？

生理层面　神经－肌肉的关系如何？肌肉的肌力、肌张力是什么？如何分级？

免疫层面　脊髓灰质炎怎么预防？为什么免疫细胞缺陷的幼儿容易得疫苗相关的疾病？

感染层面　脊髓灰质炎是通过什么途径感染的？为什么检测粪便标本？其致病机制是什么？病理表现如何？

行为层面　患儿家属将医院告上法庭，这种做法是正当的吗？疫苗接种中医生的行为是否存在过错？面对“医闹”，医生护士该如何处置？

社会层面　国家有何政策帮助这些患儿和家属？医疗界的公共卫生、公共管理应有什么教育措施？

（三）案例摘要

本案例是根据文献和真实案例编写的，描述了患儿家属因为得知儿子的急性弛缓性麻痹与打疫苗有关，从而大闹接种室，后经检测发现该患儿接种的脊髓灰质炎疫苗在患儿体内出现了突变，患儿本身也有细胞免疫缺陷，导致了疫苗相关的脊髓灰质炎（小儿麻痹症）的发生。患儿复诊发现肌肉略萎缩，最终患儿家属将医院等告上法庭。

（四）案例关键词

脊髓灰质炎病毒（polio virus）

疫苗（vaccine）

脊髓灰质炎 / 小儿麻痹症（poliomyelitis）

疫苗相关麻痹型脊髓灰质炎（vaccine associated paralytic poliomyelitis，VAPP）

二、整体案例教学目标

（一）学生应具备的背景知识

学生已学习了“感染与免疫”模块中的免疫学，本案例是链接免疫与感染的案例。

（二）学习议题或目标

1. 群体 – 社区 – 制度（population，P）

（1）VAPP 目前在中国的发病情况如何？

（2）医院及相关部门对疫苗相关疾病在什么情况下应该承担责任？

2. 行为 – 习惯 – 伦理（behavior，B）

对于患者对医护人员强烈的抱怨，甚至人身攻击，医院或医师法有什么规定及应对程序？

3. 生命 – 自然 – 科学（life science，L）

（1）RNA 病毒与 DNA 病毒的区别是什么？

（2）急性弛缓性麻痹的症状及常见病因是什么？

（3）脊髓灰质炎的发病机制是什么？

（4）疫苗的种类和意义是什么？

三、整体案例的教师指引

本案例分成 2 个剧幕，涵盖不同的概念及学习议题，让学生考虑后面所述的三个层面：① 群体－社区－制度；② 行为－习惯－伦理；③ 生命－自然－科学。教师的角色是帮助学生达成学习目标的制订，最终将学习项目总结归纳为 4 ～ 6 项学习目标。

鼓励学生探讨社会议题，疫苗相关的疾病虽不多见，但常常引起巨大反响，处理不好可以成为社会不稳定因素，因此学生可以深入讨论如何积极应对、目前的处理方式和建议的处理方法。

本病没有特异性的抗病毒治疗措施（这一点和细菌性疾病不同），只能进行功能康复，这对患儿和家属是很大的负担，鼓励学生探讨是否有解决的办法、建议是什么。学生若讨论到病毒和细菌的不同，也可能让他们进行一定的探讨。

第一幕

2016 年 5 月 10 日上午，护士小李像往常一样，在接种室里给宝宝们接种疫苗。一名女子忽然冲了进来，指着小李说："都是你，害了我的儿子！"该女子情绪非常激动，抓住小李的头发厮打起来。突如其来的医闹，把当班的护士们都吓傻了，待在原地不知道怎么办。护士长赶紧跑过来劝阻，女子仍然不松手。护士长马上报了警，医院保安、警察陆续到场，控制了该女子。警方透露，该女子姓陈，30 岁，她大闹医院的原因，与儿子接种疫苗有关，儿子刚刚过完百日，却瘫痪了！

事情的起因是这样的。陈女士的儿子今年 2 月 5 日出生，她已经有一个女儿，对这个儿子格外珍惜。4 月 8 号，她带儿子来医院接种室接种疫苗，当时用凉开水化开糖丸喂给孩子。大概 1 周后儿子开始发热，38.5 ℃，在社区门诊用了退热药，五六天后总算退热了。可随后发现儿子右侧下肢软且活动较少，遂来医院就诊。患儿入院后血细胞及抗体检测结果显示细胞免疫缺陷，体液免疫正常：其中 $CD4^+$ T 细胞 27.0%（正常值：42% ～ 51%）和 NK 细胞 6.3%（正常值：7% ～ 40%）低于正常值，其余正常；IgM、IgG、IgA 正常。

体检发现，左侧肢体肌力正常，肌张力适中，腱反射存在；右上肢肌力正常，右下肢肌力下降，肌张力低，腱反射未引出。肌电图检查表现为神经源性损伤，磁共振成像（MRI）显示脊髓前角见异常信号。初步诊断为"急性弛缓性麻痹"

（原因待查）。陈女士认为和之前接种疫苗有关，一时难以控制情绪，就来大闹接种室。

关键词

急性弛缓性麻痹（acute flaccid paralysis，AFP）

疫苗

细胞免疫缺陷（cellular immune defect）

重点议题 / 提示问题

1. 急性弛缓性麻痹的症状及常见病因有什么？

2. 糖丸是什么？有何作用与不良反应？

3. 正常的免疫接种会引起急性弛缓性麻痹吗？为什么？

4. 细胞免疫缺陷与该疾病的关系是什么？

5. 肌力、肌张力、腱反射的功能意义是什么？（非重点，前面的模块讨论过）

6. 脊髓前角的位置、作用是什么？前角细胞损伤的后果是什么？

7. 医院给患者接种疫苗前是否应该先让患者知道可能的副作用或负面症状，并签名接受疫苗接种？

8. 医疗机构是否都有引导医疗人员对“医闹”的对应办法及原则？

9. 对于患者家属“医闹”的行为，作为一名医学生如何去了解与合理化地应对？

教师引导

1. 对于肌力、肌张力等概念，学生已经学习过有关肌肉收缩的案例。

2. 本案例希望学生能够讨论免疫缺陷病及感染的关系，如果学生忽略，可以提示学生免疫的两个类型是细胞免疫和体液免疫，其缺陷是否会导致不同的感染发生。

第二幕

陈女士儿子被收入院。主管医生采集双份粪便标本送省疾病预防控制中心（CDC）脊髓灰质炎病毒实验室检测。2周后结果回报分离到Ⅲ型疫苗相关脊髓灰质炎病毒。随后经国家CDC脊髓灰质炎实验室测序证实有7个核苷酸变异，定性为高变异株病毒。最终诊断为疫苗相关的脊髓灰质炎。医生耐心地给陈女士解释，我国使用的脊髓灰质炎减毒活疫苗有发生突变、恢复毒力的可能，加上孩子本身的免疫缺陷，更增加了患病的机会。目前没有药物可用于特异性的抗病毒治疗，回家后需要对孩子右下肢的运动功能进行康复训练。

2个月后医院神经内科专家随访复诊，患儿双上肢、左下肢肌力正常，肌张力正常，腱反射正常；右下肢肌力略恢复，肌肉略有萎缩。

陈女士认为这件事得有人负责，也希望这样的悲剧不要再次上演。同时联想到近期发生的“山东非法疫苗案”，陈女士最后以“疫苗不合格、卫生防疫部门和疫苗接种单位有过错”为由对医院、卫生防疫站和省卫生厅一并提起了民事诉讼。

关键词

疫苗相关麻痹型脊髓灰质炎（vaccine-associated paralytic poliomyelitis，VAPP）

减毒活疫苗（attenuated live vaccine）

非法疫苗案
民事诉讼

重点议题 / 提示问题

1. 采集粪便送检的原因是什么？
2. 减毒活疫苗与灭活疫苗的区别是什么？
3. 脊髓灰质炎病毒导致麻痹和肌肉萎缩的机制是什么？
4. 脊髓灰质炎疫苗的接种程序是什么？疫苗接种单位是否有过错？
5. VAPP 在世界及中国目前的发病情况如何？
6. 医院及防疫站是否应对患儿的患病负责？在什么情况下应该承担责任？

教师引导

1. VAPP 是世界性的问题，减毒活疫苗可以发生回复突变，所以导致相关问题。自 2016 年 5 月 1 日起，我国开始实施新的脊髓灰质炎疫苗免疫策略（序贯程序），即 2 月龄时注射一剂脊髓灰质炎灭活疫苗（IPV），3 个月、4 个月及 4 岁各口服一剂脊髓灰质炎减毒活疫苗（OPV）。带教教师可引导学生关注我国改变疫苗接种程序的原因。

2. 2016 年发生山东非法疫苗案件，2018 年再次发生疫苗案件。这是关系到民生的问题。教师可以引导学生从更客观的角度分析疫苗的重要性和发生疫苗案件的危害性。

3. 患儿家属将医院及相关部门告上法庭，这在现实中是有实际例子的。教师可以引导学生查阅文献后讨论目前国家的政策和法院可能的判决，探讨国家的保障政策。

四、参考资料

1. 张勇，严冬梅，赵月萍，等 . 1 例疫苗相关麻痹型脊髓灰质炎的免疫缺陷患者持续排出疫苗衍生脊髓灰质炎病毒 . 中国计划免疫，2006，12（3）：161-167.

2. 王红增，张朱佳子 . 2007 － 2011 年北京市西城区疫苗相关麻痹型脊髓灰质炎临床特征及危险因素分析 . 疾病监测，2013，28（10）：818-822.

3. 陈丽娟，张合润，王玉梅，等 . 北京市疫苗相关的麻痹型脊髓灰质炎病例浅析 . 中国计划免疫，1999，5（4）：193-196，207.

4. 杨洁，黄芳，张世英，等 . 深圳市 2005—2012 年脊髓灰质炎疫苗相关病例流行病学分析 . 微生物学免疫学进展 ,2014，42（02）:31-34.

5. 马敬仓 . 菏泽市一例Ⅲ型高变异疫苗相关麻痹型脊髓灰质炎病例的调查 . 现代预防医学 ,2014，41（21）:3993-3995,4001.

6. 张丽芬，余文周，温宁，等 . 疫苗相关麻痹型脊髓灰质炎的发生和流行病学特征 . 中国疫苗和免疫 ,2015，21（01）:101-107.

7. 周庆荣 . 浙江省江山市首例口服脊髓灰质炎减毒活疫苗致疫苗相关病例的调查分析 . 疾病监测 ,2014，29（05）:407-408.

8. 何益新，储瑞萍 . 一起因服用脊髓灰质炎疫苗而引起相关病例的诉讼案 . 中国卫生监督杂志 ,2000，7（06）:262-263.

9. 曹家穗，吴祖云 . 一起疫苗相关病例引起的诉讼案评析 . 浙江预防医学 ,2002,07:61.

五、PBL 带教前会议记录

参加者：案例撰写者，模块负责人，带教教师

案例名称：疫苗之殇

会议内容

（一）主要议题（如：案例文化背景，需要注意的问题，针对学生特点需要重点做哪些引导等）

本案例是“感染与免疫”课程中将免疫学和感染联系起来的一个案例，案例中主要描述了一个免疫缺陷的患儿接种脊髓灰质炎疫苗后发生疫苗相关的疾病。学生已经学习了免疫学的基本内容，但是尚未接触免疫缺陷病，因此本案例中免疫缺陷病是作为学生学习的议题；学生通过对患儿免疫缺陷的类型的判断过程，学习免疫缺陷相关的知识；同时，患儿接种疫苗后发生疫苗相关疾病，学生可以探讨疫苗的种类以及我国目前脊髓灰质炎疫苗接种程序变化的原因等议题。

需要注意的是，本案例讨论时学生对于病毒学完全没有学习过，因此带教教师注意引导学生不要太多涉及病毒的细节，只需要讨论脊髓灰质炎病毒的一般特点就可以了，不需要过多关注病毒总体的致病机制及所致疾病。

（二）案例重点问题（如：主要学习目标，如何达成，遇到困难的处理预案）

案例的重点目标在第一幕主要是免疫缺陷病、急性弛缓性麻痹的相关症状解释、脊髓前角的位置及损伤的后果等；第二幕是脊髓灰质炎病毒相关的检测、致病机制。社会群体的目标包括“医闹”的处理和疫苗相关疾病的国家法规。学生根据案例中的表述应该可以提出以上目标。

（三）其他

本案例今年第一次使用，原来是为其他模块撰写，目标为学习 DNA 和 RNA 的结构和功能等。其他模块没有使用，改写后放在本模块。有关病毒测序部分没有删除，关于这部分，学生可以复习巩固之前学习到的知识。若使用过程中出现问题，再行修改。

六、PBL 带教后会议记录

参加者：案例撰写者，模块负责人，带教教师

案例名称：疫苗之殇

会议内容

（一）案例使用反馈

1. 案例优点

（1）整体讨论进程比较顺利，能完成目标与相关议题。

（2）希望学生学习的内容都在文中有叙述或者暗喻，学生基本都可以找出并设为学习目标。

2. 案例存在的问题（医学专业问题、文字表达，从学生的视角出发存在的问题）

细胞免疫缺陷信息在两组都引起不同程度的疑惑，都比较纠结为什么第二幕没有再提，为什么没有出现针对免疫缺陷的后续治疗，这方面可考虑适当修改案例。

3. 意见或修改建议

本案例的主要目的之一是免疫缺陷病的学习，但是案例中的患儿具体免疫缺陷的类型并不是十分清楚。案例可以明确免疫缺陷类型并重新改写。

（二）学习目标完成情况

1. 两组所讨论情况和主要内容差不多，基本涵盖本案例需要学习的知识点，从糖丸到疫苗分类，从接种周期再到脊髓灰质炎病毒，从细胞免疫缺陷到 T 细胞发育过程及分类，都已讨论到。

2. 两组都提出接种前需不需要全面检查，以及相关人群社会和行为伦理层面问题。

3. 学生对退热药太过纠结，提出查全部退热药资料，导致议题跑偏。另一组情况类似，讨论气氛不错，议题明晰、全面，对于退热药提出疑问，但是没有过于纠结。

（三）学生表现

1. 两组学生分享和讨论的情况基本接近。第一幕分享中列出的目标都分享到了，如疫苗、脊髓灰质炎病毒及致病机制、T 细胞发育等。但是有关免疫缺陷部分学习不够深入、内化不够，分享仅限于表层。

2. 第一次讨论结束时 A 组列出了详尽和明确的学习目标，基本上都是需要学习掌握或进一步掌握的内容；B 组也列出了明确的学习目标，但个别目标过大，可能导致学习范围扩大，深度欠缺。

3. 对于第二次的分享气氛不够热烈，两组学生都认为主要是因为第二幕情节毫无悬念，没有太多可以提出疑问的点，需要分享的都是教材上的内容。

4. 总体来说完成了学习目标。A 组还对抗病毒药物进行归类和作用机制的讨论分享，B 组对该部分没有细致讨论。除去生命科学层面的学习分享，两组均涉及疫苗引发的社会问题探讨。

（四）其他补充

基于学生提出的对案例的意见，请两组学生在讨论完毕后进行了案例的修改，学生提出很多自己的观点和修改意见。详见下图。

学生对案例的修改意见很中肯，让案例撰写者和带教教师更加了解学生的想法。例如对于医闹的理解，学生认为陈女士大闹接种室算不上“医闹”，这是教师没有想到的。同时学生提出很多建议，包括如何使案例更符合学生的“胃口”。这些意见对案例的修改、下一版案例的撰写具有非常大的指导意义。

第一幕

5月10日上午，护士小李像往常一样，在接种室里给宝宝们接种疫苗。一名女子忽然冲了进来，指着小李说，“都是你，害了我的儿子！”该女子情绪非常激动，抓住小李的头发厮打起来。突如其来的医闹，把当班的护士们都吓傻了。护士长进来劝阻，女子仍然不松手。护士长马上报了警，医院保安、警察陆续到场，控制了该女子。警方透露，该女子姓陈，30岁，她大闹医院的原因，跟儿子接种疫苗有关，儿子刚刚过完百日，却瘫痪了！

陈女士的儿子今年2月5日出生，她已经有两个女儿，对这个儿子格外珍惜。上个月8日，她带儿子来医院接种室接种疫苗，当时用凉开水化开糖丸喂给孩子。大概一周后儿子开始发烧，38.5°C，在社区门诊用了退烧药，5、6天后总算烧退了，可随后发现儿子右侧下肢软且活动较少，遂来医院就诊。患儿入院后血细胞及抗体检测结果显示细胞免疫缺陷，体液免疫正常：其中 $CD4^+$ T细胞［27.0（正常值：42～51%）］和NK细胞水平［NK 6.3（正常值：7～40%）］低于正常值，其余正常：IgM、IgG、IgA正常。

体检发现，左侧肢体肌力正常、肌张力适中、腱反射存在；右上肢肌力正常，右下肢肌力下降，肌张力低，腱反射未引出。肌电图检查表现为神经源性损伤，核磁共振（MRI）显示脊髓前角见异常信号。初步诊断为“急性弛缓性麻痹（Acute Flaccid Paralysis, AFP）（原因待查）”，医生怀疑与之前接种的疫苗有关。陈女士听闻就来大闹接种室。

刘家洋
建议各不相同，现归纳列举如下：
1. 添加糖丸疫苗为活疫苗，且存在灭活疫苗的事实：
“明明有死疫苗能用，为什么要给我儿子用活的？？？”
2. 添加家长对接种疫苗此事的后悔言语，有助于增加人文
“疫苗接种不良反应的现象使民众拒绝使用疫苗”等思考
“早知道会有这结果，我绝对不会给我儿子打疫苗！”

刘家洋
使人文“疫苗接种前不良反应的接种人知情权”更凸显
女子仍然不松手，口中反复嚷嚷护士没有告知她会有严重的不良反应

刘家洋
可删除，容易引发关于“重男轻女”的相关性不高的人文讨论

刘家洋
添加陈女士对糖丸疫苗成分的好奇，以凸显糖丸成分的学习目标
当时对于糖丸陈女士很是好奇“现在疫苗还能做成这样子了？”/“这疫苗怎么放进糖丸里的？”

刘家洋
添加“并向陈女士简单介绍了糖丸疫苗的特别之处”

1. 医院给病人接种疫苗前是否先让病人知道可能的副作用或负面症状，并签名接受疫苗接种吗？
2. 医疗结构是否都有引导医疗人员对“医闹”的对应办法及原则？汕大医学院的附属医院有这种设立这种制度吗？

刘家洋
有人认为本案例陈女士行为医闹成分不明显或严格来说不算医闹。

B

1. 病人家属“医闹”的行为，作为一名医学生如何合理化地去了解与应对？

刘家洋
同上

第二幕

全院多学科专家会诊，传染病学专家提到我国在2000年已经被世界卫生组织确认为无脊髓灰质炎国家，但是疫苗相关的脊髓灰质炎还是时有发生，这也是世界性的问题。为减少疫苗相关疾病发生的可能性，目前已有国家调整了接种方案。

甘礼溪
建议删除，易破坏案例故事的连贯性。

甘礼溪
可将“无脊髓灰质炎国家”和“国家调整相关疫苗接种方案”放在后文中

陈女士儿子入院后，主管医生按会诊意见，采集双份粪便标本送省CDC脊灰病毒实验室检测。由于脊髓灰质炎病毒是单正链RNA病毒，而RNA和DNA是有区别的，所以若要鉴别是野毒株还是疫苗相关毒株引发疾病，需先逆转录为DNA再行PCR扩增后测序鉴定。2周后结果报告III型脊灰病毒分离阳性。随后脊灰病毒阳性标本又送国家脊灰实验室进行复核检测确认，并进行核苷酸序列测定，结果报告III型脊灰疫苗株病毒阳性，DNA序列测定和分析证实有7个核苷酸变异，定性为高变异株病毒。患儿最终诊断为疫苗相关的小儿麻痹症（vaccine-associated paralytic poliomyelitis, VAPP）。此病目前没有特异性抗病毒药物治疗，医生指导陈女士回家后对患儿右下肢的运动功能行康复训练。

刘家洋
学习目标文字过短，容易“淹没”在后面大段文字里
按会诊意见，采集了患儿的双份粪便标本，送病毒实验室检测

刘家洋
建议删除，这里加入该项有点不协调，似是补充说明，并没有引发学习兴趣。

刘家洋
同上

两个月后医院神经内科专家随访复诊，双上肢、左下肢肌力正常，肌张力正常，腱反射正常；右下肢肌力略恢复，肌肉略有萎缩。患儿家属随后以“疫苗不合格、卫生防疫部门和疫苗接种单位有过错为由”对医院、卫生防疫站和省卫生厅一并提起了民事诉讼。

七、PBL 课后学生形成的学习目标

第一幕：

A 组

1. 不同疫苗（国家计划内的疫苗，尤其是糖丸疫苗）的适用人群、接种时期、作用持续时间、不良反应。

2. NK 细胞、T 细胞的成长、发育、不同分类及其相应的功能。

3. 灭活 / 减毒活疫苗的原理。

4. AFP（急性弛缓性麻痹）的原因、症状。

5. 细胞免疫缺陷的概念、分类、治疗预后。

6. 脊髓灰质炎的发生机制、临床症状。

7. 医院面对“医闹”的应对措施（有无标准流程）。

8. 小儿退热药的使用原则。

B 组

1. 脊髓灰质炎病毒如何损伤脊髓前角运动神经元？

2. 低水平免疫状态对病原体感染作用的影响。

3. 为什么针对细胞免疫缺乏相应的治疗？

4. 如何鉴定疫苗是否合格？医院或疫苗生产方是否需要承担一定的责任并给予赔偿？

第二幕：

A 组

1. 单正链 RNA 病毒的概念。

2. 脊髓灰质炎病毒的“三性两法”（生物学性状、免疫性、致病性、微生物检查法、防治方法）。

3. 脊髓灰质炎的治疗与预后。

4. 病毒的变异。

5. 抗病毒药物的基本作用机制。

6. 案例中疫苗纠纷的责任认定。

7. 脊髓灰质炎病毒的送检流程。

B 组

1. 糖丸的成分与作用机制。

2. T 细胞的生长、发育、成熟以及 CD_4^+ T 细胞的作用。

3. 免疫缺陷病的定义与分类，以及艾滋病如何影响免疫系统。

4. 退热药的作用机制。

5. 急性弛缓性麻痹（与案例相结合）的发病机制、临床症状、治疗、预后。

6. 肌力和肌张力的定义与临床意义。

八、PBL 课后学生对案例的反馈

本案例第一幕的故事性较强，运用倒叙的手法，以激烈的矛盾引入，迅速抓住我们的眼球，将我们快速地代入情景之中，跟随叙述者的脚步一同探索问题。瘫痪的孩子，焦虑又有些抓狂的母亲，受伤的医生，这些都是医院环境中的真实写照，同时也引发了我们对“医闹”的思考——医院如何保证医护人员的安全？医护人员如何面对、处理“医闹”？国外有没有值得借鉴的经验？这对以后的职业生涯有一定的指导作用。

紧接着时间闪回，对孩子瘫痪进程以及检查结果的描述清晰地指向了疫苗和免疫系统方面的问题，线索清晰明了，使讨论的重点再次聚焦。随后，案例中的另一位医生指出“可能和接种的疫苗有关”，于是出现了案例开头的“医闹”情景，首尾环合，结构严谨。

第二幕相比于第一幕则略为逊色，其中较大篇幅是检查结果的堆积，加之我们在实验室检查方面的知识有限，无从讨论，只能生硬地列出学习目标，易造成疲劳。但这一幕也有亮点，比如涉及脊髓灰质炎的世界现状，可以培养我们的全球视野；首次接触因疫苗伤害引发民事诉讼的情况，可以更深入地了解疫苗的缺点及相关法规。

总体上讲，本案例情节波澜，有吸引力，线索指向清晰，有思考空间，人文议题新颖，第二幕实验室检查方面还有待改进，但不失为一部好案例。

PBL 案例教师版

战“痘”的青春

课程名称：感染与免疫模块

使用年级：二年级

撰 写 者：苏 芸

审 查 者：PBL 工作组

汕头大学医学院
ShanTou University Medical College

一、案例设计缘由与目的

（一）涵盖的课程概念

本次课程为“感染与免疫”模块中的细菌感染性疾病 PBL 案例讨论，内容为“病原性球菌”。在本阶段，学生对微生物学总论已有一定了解。通过对该案例的讨论，希望学生能够运用“三性两法”学习法，为感染性疾病核心模块的进一步深入学习打下基础。案例中以青少年群体常见现象“长青春痘”作为引子，患者由于不良的生活习惯——挤压青春痘导致由金黄色葡萄球菌所致的败血症。一方面，希望学生通过对该案例的 PBL 讨论，学习微生物学化脓性球菌尤其是葡萄球菌属，重点掌握金黄色葡萄球菌的生物学特性、致病机制、所致疾病、预防及治疗原则。另一方面，由抗生素使用引发的一系列问题包括多重耐药性、二重感染在临床医疗过程中已非常常见，而本案例设置了由使用抗生素导致在住院期间出现菌群失调的相应情景，让学生讨论常见的细菌耐药株（MRSA）、抗生素的相关药理知识以及如何避免细菌耐药等群体和行为问题，同时设置医院内感染的线索，引发医学生在医学行为、道德与职业素养、人文关怀等方面更深入的思考。

（二）涵盖的学科内容

解剖组织层面　青春痘好发生的部位与组织是哪里？

病理生理层面　金黄色葡萄球菌能产生的毒性物质包括外毒素与酶，有什么病理生理作用？

免疫层面　葡萄球菌可正常定居在机体，如何引发疾病？

感染层面　金黄色葡萄球菌可通过什么途径感染？其致病机制是什么？如何做微生物学检查？

药理层面　抗生素是什么？有什么种类？药理机制及作用分别是什么？

行为层面　如何看待患者自行挤压青春痘、不洗漱、使用网上广告的祛痘药膏、未有医嘱使用抗生素这些做法？治疗期间医生的用药行为是否不当？面对患者的疑问，医生该如何处置？

社会层面　住院期间出现二重感染，是否属于医院内感染？医院应建立什么措施预防院内感染（包括内源性或医源性感染）？

（三）案例摘要

此案例根据微生物免疫教研室“挤不得的疖子”改编，描述的是大二学生江小帅因挤压胸前疖出现严重的全身性感染——金黄色葡萄球菌所致的败血症。患者曾自行服用抗生素，医生亦未能规范使用抗生素，住院期间，患者在败血症的基础上出现菌群失调，发生假膜性肠炎。再次诊断明确后医生经过正确处理，小帅康复。

（四）案例关键词

痤疮（青春痘）（acne）

败血症（sepsis）

金黄色葡萄球菌（*Staphylococcus aureus*）

医院内感染（hospital infection）

二重感染（superinfection）

假膜性肠炎（pseudomembranous colitis）

抗生素（antibiotic）

血培养（blood culture）

二、整体案例教学目标

（一）学生应具备的背景知识

学生学习了“感染与免疫”课程中的免疫学、细菌学总论，对细菌的生物学性状、致病机制、免疫性等已有一定的知识积累。同时学习过细菌各论的学习方式——“三性两法”。另外，学生学习过药理学中的抗生素总论，有一定药理基础知识。

（二）学习议题或目标

1. 群体－社区－制度（population，P）

医院内人群（患者、医护人员、访客等）应该采取哪些预防措施，以预防医院内感染的发生？

2. 行为－习惯－伦理（behavior，B）

（1）医护人员如何规范使用抗生素？

（2）医护人员如何规范自己的行为来防止医院内感染的发生？

（3）重视加强对一些常见疾病的基本防治方法，以及正确生活方式的认知。

3. 生命－自然－科学（life science，L）

（1）列举导致青春痘常见的病原体与防治方法。

（2）描述败血症的临床表现、诊断、防治原则。

（3）列举败血症的常见病原体。

（4）描述金黄色葡萄球菌（尤其是 MRSA）的生物学特性、传播途径、传染源、致病物质与所致疾病、微生物学检查与防治方法。

（5）定义假膜性肠炎，解释其发生原因，列举常见病原体、诊断与防治。

（6）定义医院内感染、二重感染；列举医院内感染的来源与常见病原体；描述预防和控制医院内感染的原则。

（7）阐述抗生素的种类、作用机制、临床应用与副作用、正确使用原则。

三、整体案例的教师指引

1. 本案例内容涵盖知识点比较多，包括金黄色葡萄球菌所致的败血症、菌群失调所致假膜性肠炎、耐药菌株、医院内感染等。需要学生根据案例的发展逐一分析。败血症是严重的全身性感染，可能累及多个器官，本案例患者出现了呼吸道、骨关节、软组织等感染，学生容易忽略全局而只关注到局部，教师可适时提醒。可提问学生为何要做血培养，引导学生全面考虑。

2. 让学生对患者的一些日常行为进行梳理，并进行思考，由此引导学生重视加强对一些常见疾病的基本防治方法，以及正确生活方式的认知。

3. 让学生讨论抗生素的使用与后续假膜性肠炎的发生之间的联系。学生获得菌群失调后发生的二重感染这一认识并不困难，但患者出现症状是在住院期间，引导学生思考这是否属于医院内感染，并鼓励学生延伸到医院内感染的来源与常见病原体及防控措施方面进行一定讨论。

4. 鼓励学生对医生行为的讨论，引发对医学生规范医学行为、道德与职业素养、人文关怀等方面的思考。

第一幕

江小帅，大二学生，平时非常喜欢运动，是学校短跑队的队长。小帅个子高，人也帅，但他有个小烦恼：脸上和背上爱长“青春痘”。脸上的“痘痘”老是光顾，小帅觉得很碍眼，平时就爱去尝试广告上的祛痘药膏，但效果不明显。后来，发现用手指甲去挤压挺方便的，虽然有些疼，但出些血和脓水后，没几天就好了，所以，脸上“痘痘”一冒头，就直接挤压了。

今年6月初，学校要开校运会了，小帅加大了训练强度。每次练习过后他都是汗流浃背，筋疲力尽，有时还没洗澡就躺在床上睡着了。1周前，小帅右脸颊和鼻翼处又新冒出了好几颗痘痘，按压的时候感到疼，他还是顺手挤了几下，出了些血。晚上准备冲澡时，他发现自己右乳外侧近腋窝处长了一个又红又肿、如黄豆大小的包，上面有小白点，按压下去还挺痛。小帅心想这和脸上长的青春痘差不多，就和以往一样，用手指甲使劲挤压。挤压时疼得厉害，出了血和脓水，之后就没再注意。3天前小帅突然发热，高达39.5 ℃，还伴有寒战。呼吸时他感觉胸部被针刺一样痛，吸气时加剧；咳嗽，还伴有黏稠黄色痰。小帅以为自己得了重感冒，心里着急，但为了不影响练习，就自行服用了舍友前几天用剩的退热药和红霉素，但症状没有缓解。今天早上，小帅起床时发现自己右侧膝关节又红又肿、疼痛，无法行走。这时小帅意识到情况严重，在舍友的帮助下去了市中心医院。

到医院后，急诊医生详细询问了小帅的发病经过与既往病史，并进行了仔细的检查。体格检查显示：体温40.5 ℃，血压130/85 mmHg，心率110次/分，呼吸28次/分。急性面容，神志尚清，烦躁，气促，右锁骨下皮肤见一2 cm×2 cm炎症肿块，无波动感，右乳外侧近腋窝处皮肤见一红色肿物。胸部叩诊浊音，双肺可闻及湿啰音，腋下有磨擦音，心音正常，腹软，肝脾仅可扪及，右膝关节红肿、有压痛、活动受限，双下肢无水肿。

辅助检查：

1. 血常规：WBC 48×10^9/L，中性粒细胞占83%，且伴核左移，淋巴细胞10%，RBC 4.5×10^9/L，Hb 130 g/L，PLT 176×10^9/L。

2. X线检查：双肺呈大片状阴影，肋膈角钝圆。

3. 血培养：细菌培养+药敏试验。

关键词

痤疮（青春痘）

胸痛（chest pain）

咳痰（expectoration）

关节炎（arthritis）

核左移（shift to the left）

红霉素（erythromycin）

血培养

重点议题／提示问题

1. 什么是青春痘？青春痘的病因是什么？如何防治？

2. 挤压青春痘可能有什么后果？

3. 符合案例中临床表现（发热、胸痛、咳嗽、咳痰、关节红肿痛等）可能的疾病有哪些？

4. 什么是核左移？有什么意义？

5. 做血培养的目的是什么？还可以做什么培养？

6. 案例中患者有哪些不良生活习惯？怎样改善？

教师引导

1. 本案例第一幕出现的症状与体征线索比较多，表现为多个系统组织的受累。学生容易将重点仅放在某个系统的单个症状上，以偏概全，可引导学生列出和梳理症状和体征，全面分析，对可能的疾病与病原体、需要做的检查进行思考，尤其要与青春痘有关的病原体联系起来。

2. 让学生关注案例中的一些检查，思考什么是核左移、为什么要做血培养、还可以做什么检查。

3. 让学生对患者的一些日常行为进行罗列，并进行思考。由此引导学生重视加强对一些常见疾病的基本防治方法，以及正确生活方式的认知。

第二幕

医生考虑败血症(病原菌待查)。入院后由于病情比较急,遂给予氧氟沙星、先锋霉素Ⅳ(静脉滴注)。2天后体温仍39℃,血培养未见细菌生长。重新采血后(寒战发作时采血)送血培养及药敏试验并加服红霉素,第二次血培养有金黄色葡萄球菌生长。药敏试验结果显示该菌对青霉素、链霉素、卡那霉素耐药,对氧氟沙星、苯唑西林、先锋霉素Ⅳ中度敏感,对头孢曲松、万古霉素、红霉素高度敏感。因此,医生停用氧氟沙星、先锋霉素Ⅳ,改用头孢曲松,继续口服红霉素。

入院第11天,大学室友听说他好转了都来探望。小帅原来的肺部、关节症状虽然都已改善,但却开始出现食欲不振,呕吐,每日腹泻十几次,水样便还夹有黏膜样物。大家都感到非常疑惑:"不是好转了吗?怎么又出现其他新的症状了?""该不是在医院里被别人传染了吧?"

针对这些症状,医生将小帅的粪便送去镜检。病理结果显示假膜性肠炎。医生向小帅说明了情况,并做了处理:改用敏感抗生素,补充液体与电解质,辅以活菌制剂。入院21天后,小帅痊愈出院,医生嘱咐出院后注意合理膳食、运动与个人卫生,不要随便挤压青春痘。出院后江小帅还心有余悸:"想不到挤个青春痘,差点将我的青春也挤走了。"

关键词

败血症

金黄色葡萄球菌

血培养

抗生素

药敏试验(drug sensitive test)

假膜性肠炎

医院内感染

重点议题 / 提示问题

1. 什么是败血症？有什么症状？如何诊断？引发败血症的常见病原体有哪些？治疗原则是什么？

2. 金黄色葡萄球菌的生物学特性是什么？致病物质有哪些？可以引起哪些疾病？怎么进行微生物学检查与防治？有哪些常见的耐药菌株？

3. 为什么第一次血培养结果阴性，第二次却阳性？

4. 药敏试验检查了哪些抗生素的敏感性？这些抗生素分别属于哪些类别？有什么作用机制？临床应用与副作用有什么？抗生素的使用原则是什么？

5. 假膜性肠炎是如何发生的？与哪些病原体有关？如何诊断与治疗？

6. 案例中是否发生了医院内感染？医院内感染的来源与常见病原体有什么？如何防控医院内感染？

7. 医院内人群（患者、医护人员、访客等）应该采取哪些预防措施，以预防医院内感染的发生？

8. 医护人员如何规范使用抗生素？

9. 医护人员如何规范自己的行为来防止医院内感染的发生？

教师引导

1. 第二幕学生能够讨论败血症的表现、诊断等，注意与第一幕的临床表现串联起来。分析挤压青春痘与患者患病有什么关系。

2. 引导学生比较两次血培养的结果，并希望学生能够思考还有什么检查可以明确病原体的诊断。

3. 案例感染的细菌为金黄色葡萄球菌，学生可通过查找资料获取相关信息。还注意提醒学生关注该细菌常见的耐药株（MRSA），并联系药敏试验结果加以判断。

4. 注意引导学生通过药敏试验的结果对应的抗生素种类，对其作用机制、临床应用与副作用进行讨论。

5. 假膜性肠炎是怎么发生的？让学生讨论抗生素的使用与后续假膜性肠炎的发生之间的联系。引起假膜性肠炎的常见病原体有什么？该细菌是从哪里来的？怎么诊断与防治？引导学生做一定的讨论。

6. 对于假膜性肠炎，学生获得菌群失调后发生的二重感染这一认识并不困难。但患者出现症状是在住院期间，引导学生思考这是否属于医院内感染，并鼓励学生延伸到医院内感染的来源与常见病原体及防控措施方面进行一定的讨论。

四、参考资料

1. 李凡，徐志凯 . 医学微生物学 .9 版 . 北京：人民卫生出版社 ,2018.
2. 张学军，郑捷 . 皮肤性病学 .9 版 . 北京：人民卫生出版社 ,2018.
3. 杨宝峰 . 药理学 .9 版 . 北京：人民卫生出版社 ,2018.

五、PBL 带教前会议记录

参加者：案例撰写者，模块负责人，带教教师

案例名称：战“痘”的青春

会议内容

（一）主要议题（如：案例文化背景，需要注意的问题，针对学生特点需要重点做哪些引导等）

本案例主要以大学生（青年）常见的青春痘作为引子，描述了患者因挤压青春痘导致金黄色葡萄球菌入血引发败血症的故事。患者在医院治疗期间发生假膜性肠炎，注意引导学生关注该病的病因，延伸到医院内感染的发生、来源及防治方面的讨论。

学生已经学习了“感染与免疫”课程中的免疫学、细菌学总论，以及抗生素总论，已有一定的基础知识的积累。

（二）案例重点问题（如：主要学习目标，如何达成，遇到困难的处理预案）

让学生对病原性球菌（主要是金黄色葡萄球菌）的生物学特性、致病性与免疫性、微生物学检查法与防治方法展开学习；而在治疗过程中涉及多种抗生素的药敏试验结果，其中不同种类抗菌药物的作用机制、临床应用与副作用是重点目标之一，学生需要深入学习。

（三）其他

案例比较长，信息量大，尤其第一幕，教师在学生讨论中注意引导学生要全方位讨论，不要以偏概全。

六、PBL 带教后会议记录

参加者：案例撰写者，模块负责人，带教教师

案例名称：战“痘”的青春

会议内容

（一）案例使用反馈

1. 案例优点

（1）案例涵盖知识多，诊断放在后面，能较好地激发思维。

（2）案例没有太大的问题，信息量大，能够激发讨论兴趣。

（3）整体讨论进程比较顺利，能完成目标与相关议题；总体讨论过程事实 – 问题 – 假设 – 目标环节还比较流畅。

2. 案例存在的问题（医学专业问题、文字表达，从学生的视角出发存在的问题）

（1）案例信息量大，为全身性感染，开始讨论不容易抓住重点。

（2）学生在事实列举时没有太多的归纳，耗时比较多，教师在反馈环节强调要对关键信息进行凝练。

（3）没有提及医院内感染的概念，由教师引导后列出相关学习目标，但提及了医源性感染的议题。

（4）关于社会人群和行为伦理方面学生进行了讨论，但不够深入；学习目标列举以生命科学层面为主。

3. 意见或修改建议

（1）案例中医生使用先锋霉素Ⅳ是否应标出有无皮试结果？（默认为有）案例最后一段的 12 天后患者出院，原案例时间不明确。

（2）案例有些细节如 RBC 的单位有错；金葡菌要标出全称；送粪便镜检与病理检查结果不等同，要写得更清晰。

（3）模块学习已过半，根据学生的学习情况及各位老师的反馈，模块应对课程安排包括时间、内容、教授方式进行评估与反思，从而改进。

（4）学生课外活动多，占用过多学习时间，学生对时间的管理能力欠佳，不能协调好学习和活动的关系；同时，学生反映 PBL 两次课安排太紧密，学习时间分配困难，无法保证学习效果，提议调整 PBL 时间安排。

（5）本案例不建议作为本模块第一个 PBL 讨论案例。

（二）学习目标完成情况

1. 医院内感染的相关目标 B 组未能提出，教师引导后列出。

2. 学生通过分享能完成学习目标，但反映学习时间非常不足，讨论过程中无法脱稿展示。

3. 模块的学习目标等在模块开始时已经发给学生，每周上传自测题，但是学生自测题完成情况欠佳，很多同学并没有按时完成。

（三）学生表现

1. 学生尝试用电脑列举事实，第二幕讨论进程相对第一幕比较流畅，目标均能达到，完成时间恰好。

2. 在本次分享讨论前，学生平均学习时间为 8 ~ 10 小时，但由于案例设计目标内容信息多，多数学生反映学习时间不足，学习深度与内化不够。

3. 整体讨论过程流畅，讨论气氛比较平淡，但顺利完成目标。每位学生均能积极参与，分享及板书能脱稿，涉及抗生素的学习能绘图与讲解相结合，并能紧密联系病例，但学习深度仍需加强。

4. 部分学生反映学习热情有所下降，建议学生与教师对原因与解决办法进行反思。

（四）其他补充

1. PBL 时间若变动，会影响其余的课程安排，授课教师需对内容与方式做出合理调整。

2. 经与两组学生沟通，并与其他老师讨论后，尝试调整 PBL 时间安排：每周四发放案例讨论后拟定学习目标，下一周的周二进行学习分享。

七、PBL 课后学生形成的学习目标

A 组

第一幕

1. 学习青春痘的发病机制、分类及其依据。

2. 掌握发热、寒战的病因、临床过程。

3. 寻找“膝关节疼痛”的人体结构基础。

4. 学习红霉素的“PA-PA”模型。

5. 了解体表正常菌群及其机会致病性。

6. 了解面部、胸部的血液淋巴循环。

7. 了解细菌培养、药敏试验。

8. 回顾组织学“血细胞”章节。

9. 提出针对不注意个人卫生的人群的教育方法。

第二幕

1. 学习涉及抗生素的“PA-PA”模型。

2. 学习细菌耐药性的产生机制。

3. 学习金黄色葡萄球菌的“三性两法”。

4. 学习败血症的发病机制、对机体的损害、鉴别诊断。

5. 学习假膜性肠炎的发病机制、治疗以及预防。

6. 了解抗生素的使用原则，侧重于“联合用药、紧急情况用药、敏感抗生素选用”这三个方面。

7. 验证对“第一次血培养未见细菌”的假设。

8. 了解医院内感染的概念、原因及预防。

9. 查阅资料后，评价案例中医生的做法是否合理。

B组

第一幕

1. 对案例患者做出初步诊断。

2. 学习红霉素的“PA-PA”模型。

3. 复习关节囊的解剖结构及周边血液淋巴循环。

4. 了解退热药的“PA-PA”模型。

5. 了解青春痘的形成过程及治疗方法。

第二幕

1. 理解假膜性肠炎的发病机制。

2. 验证假设：敏感抗生素诱发肠道菌群失调。

3. 了解联合用药原则。

4. 了解血培养的方法，并能解释寒战取血培养方见阳性结果的原因。

5. 了解抗生素的基本分类。

6. 了解先锋霉素类药物与头孢类药物的区别（“PA-PA”模型）。

7. 了解药敏试验的方法。

8. 了解抗生素用药方式。

9. 了解红霉素及头孢类药物代谢过程。

10. 了解金黄色葡萄球菌的“三性两法”。

11. 了解粪便检测的方法。

12. 院内探望感染患者的相关规定。

八、PBL 课后学生对案例的反馈

对于本案例，我们都很喜欢。由于案例主人公是一名大学生，而且事关“长痘痘”，贴近生活，激发了我们无限的兴趣，引起共鸣。案例展现了一个相对完整的病程，包括生活习惯、发病诱因、疾病进程、病史采集、实验室检查结果、治疗以及预后，具有严密的逻辑性，故分享时可以运用流程图，这样，一方面有利于了解知识点之间的联系，另一方面可培养临床思维能力。

案例的学习内容贴近当下所学模块“感染与免疫”中的微生物学，同时涵盖了药理学和解剖学等相关知识。在学习过程中，我们还归纳出了自己的 SOP（standard operation procedure），如：细菌学习的“三性两法”（生物学特性、致病性、免疫性、微生物学检查法、防治方法），药物的“PA-PA”模型（physiology/pathophysiology，pharmacological effects，adverse drug reactions，clinical application）。

当然，不得不说这个案例对我们的挑战还是很大的。第一幕的篇幅较长，导致注意力、讨论较分散，“青春痘”和“金黄色葡萄球菌感染”之间无直接关系，容易误解而偏题；第二幕篇幅虽不长，但涉及的疾病、药物繁多，在设定目标时有所遗漏，B 组没有将“败血症”列为学习目标，对“假膜性肠炎”的相关机制也亦无深入了解。案例的目标设定要求我们较好地掌握医学微生物学中的细菌总论部分以及相关疾病、药物，学习内容较多，故对部分知识点的内化不足，讨论与分享的进行也不是特别顺利；在讨论人文问题时我们也比较矛盾，难以设定确切的目标、给出可行的方案。

建议此案例设置为两次课，因为两幕之间存在密切联系，一起讨论有利于目标的设定以及后续知识的分享。案例在体现“不良生活习惯”时用了较多笔墨，如挤压痘痘、运动后不洗澡等，易分散注意力，建议按年级考虑此类措辞的比例，同时建议带教教师对这类目标多加引导。最后，希望案例能够高目标化，积极运用多媒体案例。

PBL 案例教师版

戴钰的血痰

课程名称：感染与免疫模块

使用年级：二年级

撰 写 者：王革非

审 查 者：PBL 工作组

汕头大学医学院

ShanTou University Medical College

一、案例设计缘由与目的

（一）涵盖的课程概念

肺结核是由结核分枝杆菌感染呼吸道和肺所引发的传染病，近年来其发病率在我国乃至全球又有新的增长高峰，被列入“再现传染病”名录。案例以外来务工人群肺结核发病诊断与治疗为情景，使二、三年级学生通过案例，在“群体－社区－制度”层面关注外来务工人员和肺结核患者群体的医疗现状和有关政策；在“行为－习惯－伦理”层面思考影响肺结核患者体检、治疗和防止疾病传播的行为和伦理问题；在“生命－自然－科学”层面在对结核分枝杆菌的生物学特性、致病性、免疫性、特异性检查方法、防治方法和原则的学习目标进行讨论学习；并能够提出包括科普宣传、社区医疗服务、体检制度、卫生行为干预、消毒、疫苗预防、药物预防性治疗等在内的防控肺结核的传播感染的综合方案。

学生在二年级学习了基本知识的基础上，还可以在别的模块或高年级的同学中讨论更深层次的概念，包括病理学、内科学、影像学等学科的有关概念，比如肺结核的影像诊断、肺结核的病理分型、结核的其他器官感染临床表现和诊疗等。

（二）涵盖的学科内容

生理层面　肺的生理功能

病理层面　肺结核的病理改变

生化层面　耐药基因的检查方法

组织层面　肺部组织结构及影像学表现

免疫层面　Ⅳ型超敏反应和 PPD 试验

病原层面　结核分枝杆菌的生物学特性、致病与免疫性，以及检测方法和防治原则

行为层面　结核患者日常生活的注意事项

群体层面　外来务工人员的卫生保健现状

（三）案例摘要

戴钰是来汕务工人员，从事粘胶工作 3 年，在集体宿舍时出现咳嗽、胸闷 1 年余，她认为咳嗽是粘胶有机溶剂刺激所致，故从未就医。今年戴钰另租房屋，将婆婆、女

儿接来共同生活。近 1 个月来，戴钰咳嗽、发热，遂去医院诊治。医生查体见戴钰低热、消瘦，听诊呼吸音细弱，X 线平片显示双肺纹理增粗伴结节状阴影，PPD 试验强阳性，痰液集菌涂片检查见抗酸细菌，诊断为肺结核。医生填写了传染病报告卡和肺结核患者转诊单，并将戴钰转至结核病防治所治疗。戴钰在结核病防治所了解到她符合国家肺结核患者免费治疗政策，在安心治疗的同时，又担忧女儿和婆婆的健康。

（四）案例关键词

肺结核（pulmonary tuberculosis）

结核分枝杆菌（*Mycobacteria tuberculosis*）

外来务工人员（migrant workers）

二、整体案例教学目标

（一）学生应具备的背景知识

本案例在“感染与免疫”模块中设置，课时计划属医学微生物学，案例以医学微生物学相关知识为中心，涵盖本模块中部分传染病学、药理学、院内感染预防的相关知识。适用于临床医学专业学生的第 4 学期。学生已学习了“感染与免疫”模块中的免疫学、病毒学总论，对病毒的生物学性状、致病机制、免疫性等已有了一定的积累；同时主动学习班对 PBL 的学习方式已有很深的理解和熟练的应用。

（二）学习议题或目标

1. 群体 – 社区 – 制度（population，P）

（1）外来务工人员的生活、医疗和社会保障现状如何？

（2）法定传染病报告制度的有关规定是什么？

（3）我国目前针对结核病患者免费抗结核治疗的有关政策是什么？

2. 行为 – 习惯 – 伦理（behavior，B）

（1）影响外来务工人员就医行为的因素有哪些？

（2）家里有结核患者时，采取什么方法或注意哪些行为，可有效避免传染给家属及他人？

3. 生命 - 自然 - 科学（life science，L）

（1）能够通过呼吸道进行传播的病原微生物有哪些？

（2）符合案例中典型症状（发热、咳嗽、痰中带血、盗汗、消瘦、乏力）的疾病有哪些？

（3）肺结核的诊断依据是什么？常用的检查方法有哪些？

（4）结核分枝杆菌的痰检方法与意义是什么？（取痰注意事项、抗酸染色的方法和原理）

（5）活动性肺结核的诊断依据是什么？

（6）PPD 试验的方法、原理、意义和判定时需注意的事项是什么？

（7）结核分枝杆菌的抵抗性如何？传播方式是什么？传染源有哪些？常见的消毒方式有哪些？

（8）预防肺结核的疫苗是什么？其原理、免疫程序、注意事项是哪些？

（9）肺结核的治疗方案是什么？抗结核的药物种类和不良反应、定期检测肝功能的意义是什么？

（10）肺结核治疗时的药敏试验、耐药基因检测的方法和意义是什么？

（11）结核分枝杆菌感染除了引起肺结核外还会引起什么疾病？

三、整体案例的教师指引

1. 本案例通过结核病探讨呼吸系统细菌感染，学生在讨论第一幕的时候不一定能提出有关结核的议题，教师可以引导学生从其他的症状出发进行梳理和讨论，不需要一定进行诊断。

2. 本案例中，学生会重点讨论结核分枝杆菌的致病性和免疫性，对于结核疫苗，现在全世界各国采取的是不同的做法，教师可以引导学生谈谈自己的看法以及理由。

3. 案例中的主人公是粘胶厂的工人，教师应提示学生关注职业病的发生情况，并且关注和思考外来务工人员和肺结核患者群体的医疗现状，以及如何提高外来务工人员的医疗保障水平。

4. 案例涉及我国传染病的上报制度，教师可鼓励学生在初步了解我国法定传染病报告制度和结核患者免费治疗政策的基础上，设计向患者及公众解释有关制度和政策的宣传方案。

第一幕

戴钰今年29岁，由于家庭经济拮据，3年前离开家乡，告别丈夫和孩子，与同乡们一起来到汕头打工。她在汕头的一家制鞋厂做了多年粘胶工，工作很努力负责，得到了老板和同事们的肯定，连续两年被评为所在工线的劳模。今年春节前她从一名普通的粘胶工升任为粘胶工线主管，虽然每周的工作时间更长了，但收入增加不少。为节约房租开支，戴钰和其他几位粘胶车间的打工妹挤在不足10平方米的出租房内，卫生条件很差。随着职位的上升和收入的增加，春节后，戴钰在厂附近租了一套一居室的房子，将4岁的女儿和婆婆接来汕头，戴钰终于和朝思夜想的女儿在一起了。婆婆对戴钰也很好，看到她工作辛苦、身体消瘦，常常做她喜爱的家乡菜。戴钰平时上班忙，婆婆还可以帮忙带孩子，戴钰对目前的生活和工作还算满意。

戴钰1年多来总是咳嗽、胸闷，以前同在一起住的几位粘胶车间打工妹也是常年咳嗽，但看着也挺健康的，她认为是粘胶车间的有机溶剂刺激所致，觉得自己的身体应无大碍。近日出现发热、咳嗽、全身乏力，于是请假休息了几天，虽咳嗽一直没有好，但身体感觉有所恢复，就去上班了。可是，戴钰刚刚恢复上班没几天，在午饭后感觉又开始发热，身体非常疲倦，当天夜里戴钰一阵剧烈的咳嗽，惊坐起来后发现咳出的除了痰还有血，也出了一身汗。戴钰心里一阵紧张，第二天一早便去医院就医。

医生接诊后，查体结果如下：体温37.9 ℃，心率86次/分，呼吸27次/分；体格发育正常，面部消瘦、脸色苍白，神志清楚。胸部X线平片显示双肺纹理增粗，有大小不等的结节状阴影。

关键词

消瘦（emaciation）

发热（febrile）

咳嗽（cough）

乏力（weakness）

血痰（sputum cruentum）

重点议题 / 提示问题

1. 该患者的典型症状有哪些？

2. 外来务工人员的医疗现状以及影响其健康水平的因素有哪些？

教师引导

1. 戴钰午休后发热、夜间盗汗和血痰的症状有没有特别之处？

2. 肺部 X 线片结节状阴影有何意义？

3. 如果你们觉得戴钰得的很可能是肺结核，那么如何进行进一步检查以确诊？

4. 你们觉得戴钰的遭遇在哪些方面可以改善？目前的社会福利及劳动保护制度的制订或执行方面是否有欠缺？提示学生关注：外来务工人员的医疗现状、肺结核患者的发病率及高发人群、影响肺结核传播的因素、外来务工人员的劳动保护和福利、体检和主动体检的意义、社区医疗的现状等。

第二幕

医生进一步开具了实验室检查，痰液培养和抗酸染色检查为阴性。PPD 检测结果为强阳性。医生看了结果后，再次取痰，送痰液集菌涂片检查，抗酸细菌显示为阳性。医生诊断为肺结核，并填写了传染病报告卡和肺结核患者转诊单。

次日，戴钰去市结核病防治所就诊，结核病防治所的刘医生看了她的转诊单和传染病报告卡，告诉戴钰她属于肺结核初治涂阳患者，属于国家规定的结防机构提供免费治疗的对象范围，戴钰心中的一块石头落地了。刘医生宣讲了免费治疗政策和规范化治疗疗程的注意事项，给她开了耐药基因检验单、药敏试验检验单和肝功能检查单，告诉她第二天再来取药。次日戴钰再次去结核病防治所，医生给她开了乙胺丁醇、异烟肼、利福平、吡嗪酰胺，告诉她要按时按量服用药物，并按时复查和检测肝功能，如有不适及时告知医生。

刘医生询问戴钰的生活和工作情况，得知戴钰工友中亦有一些人常年咳嗽，戴钰目前和婆婆、女儿住在一起，医生建议她的工友以及家人也要来进行检查。但戴钰隐隐地担忧，担心工厂知道后自己会失去工作。此外，戴钰更加担心的是家人，虽然前天晚上已和婆婆一起消毒了房间，但她们已一起生活了2个多月，女儿和婆婆倒是没有咳嗽，但不知是否意味着她们还健康。女儿小时候经常感冒，好几次预防针因而没打，1岁后又因为自己外出打工，也不知丈夫和婆婆有没有继续带女儿去卫生院打预防针，以后如何能让女儿和婆婆避开结核的魔爪呢？

关键词

PPD 试验（PPD test）
痰检（sputum examination）
集菌检查（concentration of bacteria）
X 线检查（X-ray examination）
抗酸染色（acid fast staining）
消毒（disinfection）
预防（prophylaxis）
疫苗（vaccine）

重点议题 / 提示问题

1. 肺结核的进一步检查包括哪些？其原理和意义是什么？

2. 传染病报告制度、肺结核患者转诊和免费治疗政策的内容是什么?

3. 结核分枝杆菌的抵抗力如何?传播途径有哪些?如何有效地防控和消毒?

4. 预防肺结核的疫苗是什么?其原理、免疫程序、注意事项有哪些?

5. 在日常生活中如何防范结核病?

6. 肺结核的药物种类和治疗方案有哪些?

教师引导

1. 医生为什么还要填写传染病报告卡?法定传染病报告制度的有关规定是什么?

2. 医生说戴钰属于我国目前针对结核病患者免费抗结核治疗人群,那么国家有关政策是什么?

3. 医生宣讲的规范化治疗是指什么?

4. 为何进行耐药检查?检查肝功能的目的是什么?

5. 戴钰担心两点,一个是工作不保,二个是家人健康,你们如何看待这些问题?

四、参考资料

1. 李凡,徐志凯.医学微生物学.9版.北京:人民卫生出版社,2018.

2. 肖东楼.结核病防治管理办法实施手册.北京:人民卫生出版社,2013.

3. World Health Organization. Guidelines for surveillance of drug resistance in tuberculosis. 5th edition. Switzerland: WHO Library, 2015.

4. Zignol M, Dean As, Falzon D, et al. Twenty years of global surveillance of antituberculosis-drug resistance.New England Journal of Medicine, 2016, 375:1081-1089.

5. 卫生部.传染病信息报告管理规范.北京:中国法治出版社,2006.

五、PBL 带教前会议记录

参加者：案例撰写者，模块负责人，带教教师

案例名称：戴钰的血痰

会议内容

（一）主要议题（如：案例文化背景，需要注意的问题，针对学生特点需要重点做哪些引导等）

肺结核是由结核分枝杆菌感染呼吸道所引发的传染病，近年来其发病率在我国乃至全球又有新的增长高峰，被列入“再现传染病”名录。案例以外来务工人群肺结核发病诊断与治疗为情景，使学生通过案例，学习结核分枝杆菌的“三性两法”，关注受累群体及相关制度，并在以后的学习中可以讨论更深层次的概念，包括病理学、内科学、影像学等学科的有关概念，比如肺结核的影像诊断、肺结核的病理分型、结核的其他器官感染的临床表现和诊疗等。

（二）案例重点问题（如：主要学习目标，如何达成，遇到困难的处理预案）

在“群体 – 社区 – 制度”层面关注外来务工人员和肺结核患者群体的医疗现状和有关政策；在“行为 – 习惯 – 伦理”层面思考影响肺结核患者体检、治疗和防止疾病传播的行为和伦理问题；在“生命 – 自然 – 科学”层面对结核分枝杆菌的生物学特性、致病性、免疫性、特异性检查方法、防治方法和原则的学习目标进行讨论学习；并能够提出包括科普宣传、社区医疗服务、体检制度、卫生行为干预、消毒、疫苗预防、药物预防性治疗等在内的防控肺结核的传播感染的综合方案。带教教师应熟悉案例中的“教师引导”中的内容，以便能够更好地引导学生的讨论。

（三）其他

1. 案例以外来务工人员感染结核为例，学生可能会更多关注于病原本身而忽略相关群体和制度等人文议题，带教教师应引导学生，让学生在群体和行为等议题上展开讨论。

2. 本案例是根据本模块原有案例改编的，已经在之前使用过。

依据案例教师指引，若有问题带教后会议再修改。

六、PBL 带教后会议记录

参加者：案例撰写者，模块负责人，带教教师

案例名称：戴钰的血痰

会议内容

（一）案例使用反馈

1. 案例优点

（1）案例除了患者病情的发展外，给出了较多相关群体（population）、行为（behavior）相关议题的线索，能够引导学生将群体（population）、行为（behavior）的议题与生命 - 科学（life science）议题相互结合，更为全面地讨论和关注有关议题和目标。

（2）给出的相关线索可有效引导学生对学习目标和重点议题的讨论，整体讨论进展比较顺利，讨论各环节比较流畅。

2. 案例存在的问题（医学专业问题、文字表达，从学生的视角出发存在的问题）

（1）第一幕的信息量较少，缺乏头脑风暴和讨论的立足点。

（2）第二幕信息相对过于明确和集中，限制了讨论的广度。

（3）感染相关的案例，当第二幕的诊断明确后，第一幕的目标往往不能认真讨论。

3. 意见或修改建议

（1）建议案例增加第一幕的一些线索，第二幕可减少一些明确信息、增加一些疑问内容。

（2）当诊断明确后，学生主要学习的目标就放在相应的疾病上，而第一幕发散思维的内容便没有时间学习和讨论，可考虑从下一个案例开始两幕分别发放。

（二）学习目标完成情况

两组学生均能较好地完成学习目标。

（三）学生表现

1. 学生分享讨论的时间控制不好。原因 1：分享讨论方式可优化；此次分享学生先列出了整体的思维导图和逻辑关系，然后按层次依次进行分享和讨论，而没有按以前以重要程度的顺序进行讨论。原因 2：分享之前没有合理明确地分配各目标分享时间。建议：结合思维导图和重要程度，预先合理分配时间。

2. 学生学习的深度和内化程度有待提高。通过学生分享过程来看，知识间的相互联系不足、看稿过多、发言和讨论的自信心不足。

3. 学生分享讨论过于纠缠细节，反而在整体构架上缺乏认识。

4. 稍有欠缺的地方是讨论完没有回归到案例里，有些症状、体征没有联系机制。

七、PBL 课后学生形成的学习目标

第一幕

1. 了解鞋厂粘胶工常见的职业病。
2. 掌握午后发热的诊断意义。
3. 掌握血痰的诊断意义。
4. 掌握双肺纹理增粗及大小不等结节状阴影的诊断意义。

第二幕

1. 了解痰培养的诊断意义。
2. 了解抗酸染色的诊断意义。
3. 了解 PPD 强阳性的诊断意义。
4. 掌握抗酸染色阳性的细菌种类及其“三性两法”。
5. 掌握肺结核的流行病学、病因及预防、临床表现、诊断依据、治疗和预后。
6. 掌握抗结核药物（乙胺丁醇、异烟肼、利福平、吡嗪酰胺）的“PA-PA”模型。
7. 了解肺结核患者的就医流程。
8. 了解国家对于肺结核治疗的政策以及肺结核工人权益的保障。
9. 熟悉肺结核的宣教内容。

八、PBL 课后学生对案例的反馈

本案例是在“感染与免疫”模块进行到白热化阶段所使用的。经过前几个案例的学习，同学们已形成较为清晰的、适用于该模块的讨论思路，故而在本次案例首次讨论中，进展较为顺利。

拿到第一幕后，同学们聚焦到“不断咳嗽的粘胶工人”和“拥挤不堪的居住环境”两个点上，因此提出主人公的不适可能与职业和居住环境有关的假设。紧接着，戴钰的“午饭后感觉又开始发热”的症状使我们想要去探寻“午后发热的诊断意义”；而促使戴钰就医的“血痰”，也令我们觉得是某种典型的体征，从而想要去探寻其诊断意义。戴钰在医院所做的体格检查和影像学检查，案例中给出了文字版的描述，因为同学们对“双肺纹理增粗，出现大小不等结节”的影像学相关知识了解甚少，故列出作为学习目标。

至此，同学们在第一幕提出了生命科学、生活习惯及人文三方面的四个学习目标。

在对第一幕进行小结后，开始了第二幕。第二幕中，案例首先做出临床诊断——肺结核初治涂阳，随后，案例给出了具体的用药方案。而接诊医生关于复诊和肝功能检查的叮嘱，引起了我们的关注。综合上述讨论过程，我们提出了关于“肺结核的病因、临床表现、诊断及鉴别诊断、治疗和预防”的学习目标，其中，将案例中出现的“结核分枝杆菌的生物学特性、致病性、免疫性、微生物学检查法”“PPD 检测”“抗酸染色检查”归纳到肺结核的病因和诊断的学习目标中，并且将肝功能检查与药物代谢有关的假设列为学习目标。此外，在第二幕中出现的“转诊”流程及国家相关机构——“结核病防治所”引起了我们的注意。在此之前，大部分同学并未真正了解结核病的就医流程、结核病防治所及与肺结核治疗相关的国家政策和福利，故而列为了解的目标。最后，戴钰对家里人健康的担忧，使我们关注到肺结核的防治及患者宣教问题。通过讨论，我们将肺结核的防治方法和患者宣教归纳到上文与肺结核相关的学习目标中。

在分享阶段，我们从结核分枝杆菌出发，再到肺结核的学习目标，最后大家分享了各自了解的国家关于肺结核治疗的福利和政策。

回顾案例时，我们联想到了曹公笔下柔弱的、也疑似患有肺结核的黛玉，由此会心一笑，不由感慨案例作者的良苦用心（戴钰音同黛玉）。本次案例讨论全程较为顺利，得益于案例思路的清晰。本案例按照一定的时间顺序来展开剧情，中间逐步提供的线索为我们的讨论助力。美中不足的是，建议增加胸部平片，若为图片结果呈现，定能给我们对肺结核影像学表现的学习增添不少兴趣，也带来更加直观的感受。

PBL 案例教师版

难以启齿的烦恼

课程名称：感染与免疫模块

使用年级：二年级

撰 写 者：辛 岗

审 查 者：PBL 工作组

汕头大学医学院
ShanTou University Medical College

一、案例设计缘由与目的

（一）涵盖的课程概念

“难以启齿的烦恼”描述了一位年轻女性因皮疹就诊，诊断为二期梅毒。后发现其丈夫也感染梅毒，但是不愿做检查。通过这个案例，在感染层面，学生可以探讨性病的主要病因，梅毒的感染途径、诊断和治疗方法；在免疫层面，学生可以探讨梅毒螺旋体的免疫、与一般病原体的免疫不同之处；在药理层面，梅毒螺旋体的治疗采用长效青霉素，治疗中可能出现赫氏反应；在社会层面，梅毒作为性病，很多人往往讳疾忌医。

（二）涵盖的学科内容

感染层面　性病的主要病因，梅毒的感染途径、诊断和治疗方法
免疫层面　梅毒螺旋体的免疫是带菌免疫
传染病层面　性传播疾病的症状、病因
药理层面　青霉素治疗梅毒的作用机制
行为层面　患者拒绝治疗
社会层面　很多患者对性病讳疾忌医，如何处理？

（三）案例摘要

本案例根据文献改编，描述了小丽因全身皮疹就诊，诊断为梅毒。其丈夫可能患有潜伏梅毒、淋病，但拒绝治疗。

（四）案例关键词

性传播疾病（sexual transmitted disease，STD）
梅毒（syphilis）
苄星青霉素 (benzathine penicillin)

二、整体案例教学目标

（一）学生应具备的背景知识

学生学习了“感染与免疫”课程中的免疫学、细菌学总论，对细菌生物学性状、致病机制、免疫性等有一定的了解。对细菌学的“三性两法”学习方式比较熟悉。对抗生素的总体作用机制有初步了解。

（二）学习议题或目标

1. 群体－社区－制度（population，P）

（1）中国及广东地区梅毒的流行情况

（2）性病造成的家庭问题

2. 行为－习惯－伦理（behavior，B）

患者拒绝治疗，医生应该怎么做？

3. 生命－自然－科学（life science，L）

（1）性病的主要病因

（2）梅毒的病因、传播途径、初筛及确诊试验、症状、治疗

（3）赫氏反应

三、整体案例的教师指引

1. 本案例在生命－自然－科学层面除了讨论梅毒相关议题，更重要的是通过第一幕让学生探讨性传播疾病的主要致病因素和临床特征，如果学生在第二幕出现梅毒的诊断后忽略其他性传播疾病的学习，带教教师需要提示学生，要对性传播疾病进行较为全面的学习和梳理。

2. 案例中描述小丽的烦恼难以启齿，是因为公众对“性病”的看法。许多性病都是由于患者的顾虑和羞愧而耽误了治疗的最佳时机。若学生没有讨论到这点，教师可以引导学生讨论为什么会有很多治疗性病的小广告，是否是利用了患者的羞愧心理，应该如何帮助患者正确认识性病，从而得到及时的治疗。

3. 带教教师还应该引导学生关注，作为医生，如何体现同理心；从病患的角度思考，如何保护患者隐私。

第一幕

小丽今年27岁，在广东一家银行上班，工作很忙，但她兢兢业业，从来不抱怨。平日身体很好，很少吃药。1个月前发现前胸与后背有皮疹，不痛不痒，自己认为可能对什么东西过敏了，就去药店买了氯苯那敏（扑尔敏）来吃，但

是似乎没有好转。近几天，发现手掌和脚掌也出现红色皮疹，还有点脱皮，就来到了皮肤科门诊看病。

医生检查后发现，小丽一般情况好。躯干、四肢见广泛分布的圆形及椭圆形的淡红色斑疹，无鳞屑和水疱，手掌与脚掌散在分布圆形暗红色斑疹，上附少许鳞屑。双侧腹股沟可触及花生米大小的淋巴结肿大，质硬、活动良好、与周围无粘连、无压痛。其余体格检查未见异常。

医生告诉小丽，她可能得了一种性病，要做进一步检查明确，并让她的丈夫也来检查一下。小丽听了医生的话犹如晴天霹雳，不明白自己老老实实一个人怎么就能得了性病！难道是丈夫？……她不敢再想了。

关键词

性传播疾病（STD）
皮疹（rash）

重点议题 / 提示问题

1. 常见性病的病因是什么？
2. 皮疹的分类及常见原因是什么？
3. 常见性病的症状及实验室检查是什么？
4. 性病如何预防？
5. 淋巴结肿大的原因是什么？腹股沟淋巴结如何引流？
6. 性传播疾病在中国及广东省的流行情况是怎样的？

教师引导

本案例探讨性传播疾病，第二幕重点在梅毒，第一幕让学生通过已经学习的知识探讨性传播疾病。

第二幕

小丽的化验结果回报：快速血浆反应素（RPR）阳性，滴度 1:32；梅毒螺旋体血凝检测（TPHA）阳性。小丽被诊断为二期梅毒。医生给她开了苄星青霉素治疗，240 万 U，分两侧臀部肌内注射，每周 1 次，共 3 次。小丽在首次注射几小时后感觉全身乏力、腰酸背痛、发热、头痛，体温 38.5 ℃，皮疹颜色加深。未经特殊处理，数小时后症状缓解，体温恢复正常。

小丽的丈夫也来到医院，经询问称几个月前阴茎部曾长过“溃疡”，直径 1 cm 左右，圆形，边缘整齐，不疼，而且很快就好了，所以没有理会。虽然有时尿道口有牛奶颜色的白色分泌物，但没有其他明显不适。他认为自己没病，拒绝进一步检查和治疗。

小丽因为这件事非常烦恼，虽然有很多问题，但难以启齿，不知道该问谁。治疗 2 周后她的皮疹全退了，1 个月后复查 RPR 也阴性了。她迫不及待地询问医生：“我现在是不是治好了？以后是不是不会再得了？这个病到底是不是老公传染的？如果是，他一定对我和家庭不忠，我该不该和他离婚？我家里还有一个 1 岁的孩子，孩子怎么办？”

关键词

梅毒（syphilis）

赫氏反应（Jarisch-Herxheimer reaction）

重点议题 / 提示问题

1. 梅毒的分期及各期的症状是什么？

2. 梅毒各期（包括潜伏梅毒）的治疗原则是什么？如果不治疗会出现怎样的后果？

3. 赫氏反应的发生原因及处理是什么?

4. 青霉素的作用机制及临床应用是什么?

5. 阴茎溃疡、尿道白色分泌物可能的原因是什么?

6. 梅毒螺旋体的免疫、传播途径及预防是什么?

7. 患者拒绝治疗，医生应该怎么做?

8. 中国及广东地区梅毒的流行情况是怎样的?

9. 性病会造成什么样的家庭问题?

教师引导

1. 第二幕的赫氏反应，可以发生在梅毒的治疗及其他螺旋体的治疗中，带教教师可提醒学生不只关注梅毒螺旋体，还需要注意赫氏反应的原理。学生在第一次讨论的时候可能不知道是赫氏反应，教师可以不提示，如果第二次分享的时候仍没有讨论，教师可以适当引导。

2. 药物在案例中作为学习的目标，带教教师要提醒学生。

四、参考资料

1. 葛帮友 . 376 例梅毒患者临床分析 . 中国麻风皮肤病杂志，2006，22（8）：656-657.

2. 林珍珍，林莉莉 . 二期梅毒赫氏反应 2 例报告 . 皮肤病与性病，1996，18（2）：62-63.

五、PBL 带教前会议记录

参加者：案例撰写者，模块负责人，带教教师

案例名称：难以启齿的烦恼

会议内容

（一）主要议题（如：案例文化背景，需要注意的问题，针对学生特点需要重点做哪些引导等）

本案例以梅毒为主体，让学生展开学习性传播疾病，包括其病原体、症状、诊断、防治、流行状况等相关知识。案例简短，但目标明确。

学习目标“广东性病流行情况”，此项需要在案例中体现相关信息，在案例中有“小丽在广东的某家银行上班”的描述。

本次课后学生提出赫氏反应的学习目标相对比较困难，第二次课视学生分享情况，若未涉及则要注意提醒。

带教教师依据案例教师指引，若有问题带教后会议再修改。

（二）案例重点问题（如：主要学习目标，如何达成，遇到困难的处理预案）

案例的学习重点是性病的主要病原体及相关致病机制和所致疾病，重点学习梅毒螺旋体导致的梅毒，学生可能会在第二幕确定了梅毒这个疾病后，忽略对于其他病原体的学习，带教教师要重点引导学生不能忽略其他病原体。

由于案例讨论时间有限，第一幕发放后并没有给学生学习的时间，马上就发放了第二幕，这对于学生的发散思维、头脑风暴等都会有一定的影响，教师更要特别地引导。

（三）其他

案例比较短小，目标明确。

六、PBL 带教后会议记录

参加者：案例撰写者，模块负责人，带教教师

案例名称：难以启齿的烦恼

会议内容

（一）案例使用反馈

1. 案例优点

（1）能顺利完成案例目标，讨论气氛热烈。

（2）学生关注性传播疾病的流行状况、伦理问题以及知识宣教等方面。

（3）带教前教师认为案例比较简单，但学生讨论时发现并不简单。撰写案例时教师要从学生的角度思考问题。学生考虑的目标更广。

2. 案例存在的问题（医学专业问题、文字表达，从学生的视角出发存在的问题）

（1）梅毒治疗过程中是否需要常规使用泼尼松不确定，建议咨询皮肤性病医生以明确。

（2）学生建议在讨论前教师给予相关议题的方向，以便在课前进行学习，建立相应知识储备。

（3）学生建议案例给出影像学检查结果，以了解患者心血管系统情况，因该结果对后续的治疗（如赫氏反应的处理）有参考意义。

3. 意见或修改建议

（1）案例中青霉素注射部位应为臀部。

（2）两组学生均提出为什么腹股沟淋巴结肿大的问题，建议将淋巴液回流以及淋巴结结构相关免疫知识列入学习目标。

（3）学生建议案例第一幕提前发放，避免第二幕诊断明确后思维及学习只局限在某个疾病上。建议调整 PBL 讨论时间安排。

（二）学习目标完成情况

1. 讨论气氛融洽，板书直接采用电脑记录，记录员讨论参与度受限，板书排版耗费一定时间。

2. 学生在讨论第二幕后将目标锁定在梅毒上，第一幕所讨论的性传播疾病相关问题弱化，教师需适时干预与提醒。

3. 讨论过程“由问题到假设”环节比较缺失。教师强调要有问题，再进而假设，思维才能展开。

4. 部分知识内化不够，板书展示过程未能形成自己的观点，无法脱稿。有关性传播疾病的学习未能深化，对于其他常见病原体（除梅毒螺旋体外）的知识学习不够。

5. 某些议题的学习比较表面化，如青霉素药理机制未能解释清楚、性传播疾病的病原体只是简单列举等。

（三）学生表现

1. 两组同学都完成了既定目标，积极参与分享，达成了案例的目标。

2. 学习目标完成度基本符合教师指引。最开始的讨论“由问题到假设”的过程比较缺失，直接跳到拟定学习目标环节，导致讨论与头脑风暴比较局限；后经同学建议，按“问题 - 假设 - 目标”环节进行展开后，讨论过程进展改善；第一幕出现阶段讨论困境，学生对相关症状的诊断学知识欠缺，无法提出假设；第二幕进行比较流畅。

七、PBL 课后学生形成的学习目标

第一幕

1. 掌握皮疹的分类和诊断意义。

2. 了解鳞屑的定义及其诊断意义。

3. 掌握淋巴结肿大的诊断意义。

4. 掌握性病的定义、分类、病因、临床表现、致病机制（共性）、传播途径、预防、流行特征（易感人群）以及常见性病的复发率。

5. 了解医生告知性病患者病情的方式及其注意事项。

6. 了解医生告知性病患者“伴侣也要检查和治疗”的方式及其注意事项。

第二幕

1. 掌握 RPR 的概念及其滴度的诊断意义。

2. 掌握 TRHA 的概念及其滴度的诊断意义。

3. 掌握梅毒的潜伏期、分期、病因（病原微生物）、致病机制、症状（在男女性中的不同表现）、诊断、治疗及其原则、治愈标准、传播途径、预防、预后、复发率。

4. 掌握苄星青霉素的药理作用、给药方式、给药剂量、治疗周期以及毒副作用。

5. 针对小丽的问题，了解该如何与患者沟通，需要告知的内容有哪些，有哪些注意事项。

6. 查找相关资料，回答案例中患者的疑问。

八、PBL 课后学生对案例的反馈

1. 这个案例为我们提供了一个新的学习方向，给我们提供了一个讨论“性病”这一让人难以启齿的问题的契机。案例通过种种症状，引导我们提出相应的学习目标。如患者出现“皮疹，不痛不痒”，随着病情的发展，皮疹出现在不同部位，有不同的颜色和形状，故我们猜测皮疹可能有很多类型，有不同的表现，可以指示不同的疾病。由此，我们提出“掌握皮疹的类型及其诊断意义”这一学习目标。“皮疹上附有的鳞屑”也引起了我们的注意，但由于我们对鳞屑的定义并不是很清晰，故提出先了解其定义，再学习其相应的诊断意义。在第一幕的最后一段，医生的初步诊断为性病，且通过第一幕前两段的内容，我们了解到这种性病存在“皮疹，鳞屑，淋巴结肿大”等症状，我们猜测

不同的性病可能存在部分相同的症状，故提出学习“性病的定义、分类、病因及临床表现”。案例中患者丈夫也需要去做检查，使我们对“性病”的传播途径和预防方法等流行病学知识产生兴趣，因此我们提出相应的学习目标。同时案例中着重描写了患者在确诊性病后的种种顾虑，可见患者对性病认知不足，故我们需要学会如何对“性病”这一公众讳莫如深的话题进行健康宣教，让公众对它有更多的了解。

2. 第二幕中通过 PRP、TRHA 阳性的检查结果，医生诊断该性病为梅毒，用了苄星青霉素治疗，再结合前文的症状，我们提出需要系统性地学习梅毒这一疾病，包括病因、发病机制、临床表现、诊断和治疗等。案例中提到患者的丈夫在几个月前生殖器官也出现异常症状，我们猜测是梅毒的前期症状，故提出需要学习梅毒的潜伏期、分期、在男女性中不同的临床表现。同时案例中详细地描写了使用苄星青霉素的治疗方法及使用后的不良反应，让我们对其药理作用、给药方式、剂量、治疗周期及毒副作用感到好奇，同时我们注意到给药的剂量有 240 万 U，我们猜测这可能是引起副作用的原因，故对以上内容都提出了学习目标。

3. 案例引导我们做了很多人文层面的思考。“性病”是很多人都难以启齿和面对的话题，案例向我们展示了普通群众对性病的错误认识和刻板印象，激发我们的思考——性病往往不只牵涉患者，对其性伴侣和孩子可能也会有影响，但普通群众对这样的话题讳莫如深，避之不及，我们应当如何与患者沟通，引导其积极配合治疗？案例的最后，患者内心出现的种种疑虑，作为医生，我们应当如何解答？

4. 针对以上内容，我们提出在学习 life science 层面的知识后，上网浏览相应的文章，在第二次 PBL 讨论时分享自己的观点。

PBL 案例教师版

小唐媳妇苦闯鬼门关

课程名称：感染与免疫模块

使用年级：二年级

撰 写 者：苏 芸

审 查 者：PBL 工作组

汕头大学医学院
ShanTou University Medical College

一、案例设计缘由与目的

（一）涵盖的课程概念

肝炎病毒是我国感染性疾病中危害严重的一大类病原体，分属不同的病毒科。在传播途径上主要有粪口途径、血液途径、母婴途径。本案例是以戊型肝炎作为中心，希望学生通过讨论，一方面能对病毒性肝炎的临床类型进行学习，另一方面对不同类型肝炎病毒的生物学特性、致病性、免疫性、特异性检查方法、防治原则等议题进行讨论。

（二）涵盖的学科内容

生化层面　不同类型的肝炎病毒其核酸类型分别是什么？乙肝病毒、丁肝病毒等的复制转录过程是怎样的？丙肝病毒为什么容易突变？胆红素代谢过程如何？

病理层面　肝损害的病理表现是怎样的？对 B 超影像有什么影响？

生理层面　孕后期的各系统的生理变化如何？

免疫层面　病毒性肝炎怎么预防？有无疫苗预防？

感染层面　不同类型肝炎病毒是通过什么途径感染的？如何检测？其致病机制是什么？

行为层面　妊娠后期日常主要有什么注意事项？医生如何告知危重病情？

社会层面　社区与个人采用何种措施保护地方水源？肝炎暴发流行时如何上报与处理？

（三）案例摘要

本案例描述了在杏花村河涌的养猪能手——小唐媳妇因腹胀、腹痛、全身瘙痒、尿黄、面黄到卫生院就诊，发现村里亦有 30 多人出现相同的症状。小唐媳妇现在妊娠后期，病情很重。疾病控制中心组织流行病学专家、感染病专家会诊并进行相关检查后，诊断为戊型肝炎。经过护肝、抗感染、产科的处理，小唐媳妇顺利分娩并最终肝功能恢复正常出院。专家针对感染的源头，同时对当地水源进行监测与严格管理。

（四）案例关键词

妊娠（pregnancy）

病毒性肝炎（hepatitis）

黄疸（jaundice）

二、整体案例教学目标

（一）学生应具备的背景知识

学生已经学习过基础学习模块课程，对核酸、中心法则有一定了解。“感染与免疫”课程中学生已完成免疫学、细菌学总论、病毒总论的学习，已有较丰富的知识积累。另外，学生已经学习过药理学总论，有一定药理基础知识。

（二）学习议题或目标

1. 群体－社区－制度（population，P）

（1）病毒性肝炎暴发流行时如何上报与处理？

（2）社区与个人采用何种措施保护地方水源？

2. 行为－习惯－伦理（behavior，B）

（1）医生如何告知危重传染病病情？

（2）妊娠后期日常主要有什么注意事项？

3. 生命－自然－科学（life science，L）

（1）列举尿黄的常见原因。

（2）列举黄疸的病因、分类并解释黄疸的发生机制。

（3）定义病毒性肝炎，列举病毒性肝炎的常见病原体。

（4）描述常见肝炎病毒的生物学特征、传播途径、微生物检查法。

（5）描述病毒性肝炎的临床表现与分类、并发症、诊断依据与鉴别诊断。

（6）列举病毒性肝炎（尤其是妊娠期发生的病毒性肝炎）的治疗与预防处理原则。

三、整体案例的教师指引

1. 案例中患者处于妊娠后期，由于妊娠，机体会出现一系列生理变化，容易对患者的临床症状产生干扰，学生可适当讨论妊娠后期的生理变化，但注意提醒不要耗费过多时间。

2. 如果学生对相关病原体的讨论陷入困境时，可提醒学生关注患者的职业及其场所（河涌上游、养猪）。

3. 案例讨论重点之一是常见肝炎病毒，除学习检查方法外，还应关注各类肝炎病毒的生物学特性等，可引导学生列表进行展示与比较异同点。

4. 提醒学生重点关注病毒性肝炎的临床类型。

5. 注意引导学生思考传染病暴发流行时如何上报与处理。

第一幕

杏花村的临时病区，医生正和小唐说：“我们一定全力以赴，但是这个病越是怀孕晚期，病情越重，你媳妇怀孕 8 个月了，你要有心理准备。”小唐一听说“要有心理准备”，脑袋马上就蒙了：“我媳妇得了啥病这么严重啊？”

原来，杏花村的小唐家有一媳妇，今年 29 岁，从母亲那儿继承了养猪的好本领。自母亲 2 年前肝硬化去世后，她已是村里河涌上游养猪场的第一养猪能手。今年初她怀孕了，现已有 8 个月。10 多天前，小唐媳妇总感觉右边肚子不舒服，胀痛，还感到恶心，呕吐。全身没有力气，也吃不下饭。她以为是怀孕月份大了的缘故，就向养猪场请了假，想着休息一阵子就好，但症状一直没有改善。近几天，小唐媳妇感到右上腹胀痛越来越明显，已经无法起床，浑身发热，自己量体温 38.5 ℃。全身瘙痒，手脚关节也痛。她告诉小唐，她最近这段时间尿很黄，颜色像浓茶一样。小唐这才发现媳妇脸色很黄，眼白也黄。于是，小唐着急了，叫来帮手一起将媳妇送到了当地卫生院。

小唐媳妇被立即收住院。医生马上进行了一系列检查。查体：T 38.5 ℃，P 95 次 / 分，R 20 次 / 分，BP 140/90 mmHg。神志清楚，烦躁，脸色黄，巩膜中度黄染。心肺未见异常，腹部膨隆，妊娠腹形，肝脾肋下未触及，肝上界位于右锁骨中线第 5 肋间，肝区叩痛。双下肢无水肿。辅助检查：血常规：RBC 4.56×10^{12}/L，Hb 105 g/L，WBC 8.2×10^{9}/L，中性粒细胞 70%，淋巴细胞 25%，PLT 70×10^{9}/L。尿常规：BIL（+），URO（+），余正常。粪便常规正常。肝功能：血 ALT 1382 U/L，AST 1302 U/L，血总胆红素 270 μmol/L，直接胆红素 180 μmol/L，白蛋白 23.1 g/L。凝血酶原活动度 35%。血清检查：HBsAg（−）、抗 HBs（+）、抗 HBc（−）、HBeAg（−）、抗 HBe（−）。

关键词

妊娠

黄疸

重点议题 / 提示问题

1. 发生尿黄的常见原因有什么?

2. 肝硬化的常见病因是什么?

3. 符合案例中临床表现（发热、腹胀、腹痛、全身瘙痒、尿黄、面黄等）可能的疾病有哪些?

4. 通过污染水源传播的主要病原体有哪些?

5. 通过垂直传播的常见病原体有哪些?

6. HBsAg（－）、抗 HBs（＋）、抗 HBc（－）、HBeAg（－）、抗 HBe（－），检查结果分别是什么? 有什么临床意义?

7. 乙型及戊型肝炎病毒有什么生物学特性? 传播途径是什么?

8. 妊娠后期常见的生理变化有哪些?

9. 妊娠后期日常主要有什么注意事项?

教师引导

1. 案例中患者处于妊娠后期，机体出现一系列生理变化，容易对患者的临床症状产生干扰，学生可适当讨论妊娠后期的生理变化，但注意提醒不要耗费过多时间。

2. 根据血清检查结果学习乙型及戊型肝炎病毒，除检查方法外，还应关注病毒生物学特性等。

3. 如果学生对相关病原体的讨论陷入困境，可提醒学生关注患者的职业及其场所（河涌上游、养猪）。

第二幕

在媳妇检查期间，小唐发现卫生院里有30多个村里人也因为出现了皮肤黄、尿黄来看病，据说是得了“黄疸”。他还听说这事已反映到市里，引起了高度重视。疾病预防控制中心已组织有关专家前往调查，经流行病学专家、感染病专家会诊，在当地卫生院建立了临时隔离病房，对患者进行救治；另一方面，正组织人员对当地水源进行监测与管理。

这会儿，感染病科主任拿着小唐媳妇的其他检查结果：抗 HCV（－），抗 HAV（－），抗 HEV IgM（＋）；肝胆B超：肝略增大，边缘钝圆，肝内弥漫性回声密集增强。主任耐心地给小唐解释病情：“你媳妇得了急性戊肝，现在她怀孕8个月了，比起其他村民，病情要重很多；而且，在治疗过程中，胎儿也可能会受到影响，你要有心理准备。”主任在解释病情的同时，嘱咐管床医生与护士马上进行积极救治：卧床休息，补充高维生素，控制蛋白质摄入，给予足量糖类、低脂肪饮食，积极进行护肝治疗，抗生素预防感染，防止大出血，严密监测病情进展。经妇产科会诊，产科行保守观察，加强胎儿监测。医生还交代患者家属和护理人员对孕妇餐具和粪便进行严格监管。

怀孕38周，小唐媳妇在医护人员的积极努力下终于分娩，新生儿状况良好。产后30天，小唐媳妇肝功能恢复正常，痊愈出院。小唐媳妇终于闯过了鬼门关，生了个胖小子，母子平安。小唐乐得合不拢嘴了，还给医护人员送了一面锦旗，上面书写着“救死扶伤，华佗再世”。

关键词

黄疸

戊型肝炎（hepatitis E）

水源管理（management of water source）

妊娠合并肝炎（pregnancy accompanying hepatitis）

重点议题 / 提示问题

1. 黄疸的病因、分类与发生机制是什么？如何鉴别？

2. 抗 HCV（－）、抗 HAV（－）、抗 HEV IgM（＋）检查分别是什么？有什么临床意义？

3. 戊肝是什么？定义病毒性肝炎，解释病毒性肝炎的常见病因、临床表现、分型、常见并发症、诊断与鉴别诊断。

4. 病毒性肝炎（尤其是妊娠期发生的病毒性肝炎）的治疗与预防处理原则是什么？

5. 病毒性肝炎暴发流行时如何上报与处理？

6. 社区与个人采用何种措施保护地方水源？

7. 医生如何告知危重病情？

教师引导

1. 第二幕的讨论重点是病毒性肝炎，包括列举常见病因（病原体：甲、乙、丙、丁、戊型肝炎病毒，可引导学生列表进行展示与比较异同点）、临床类型、治疗等。

2. 提醒学生注意患者处于妊娠期，治疗上应注意什么。

四、参考资料

1. 李凡，徐志凯 . 医学微生物学 .9 版 . 北京：人民卫生出版社 ,2018.

2. 李兰娟，任红 . 传染病学 .9 版 . 北京：人民卫生出版社，2018.

3. 中华人民共和国国务院 . 突发公共卫生事件应急条例 .2003--05-09.

4. 中华人民共和国卫生部 . 突发公共卫生事件与传染病疫情监测信息报告管理办法 .2003-11-07.

五、PBL 带教前会议记录

参加者：撰写者，模块负责人，带教教师

案例名称：小唐媳妇苦闯鬼门关

会议内容

（一）主要议题（如：案例文化背景，需要注意的问题，针对学生特点需要重点做哪些引导等）

肝炎病毒是我国感染性疾病中危害严重的一大类病原体，分属不同的病毒科。在传播途径上主要有血液途径、母婴途径等。本案例以粪口传播途径的戊肝作为讨论核心，希望学生关注病毒性肝炎，对此类疾病的病因、症状、诊断与鉴别诊断、防治、临床类型等进行学习；另一方面由此引出对病因——不同类型肝炎病毒的“三性两法”以及其鉴别等议题的讨论。

（二）案例重点问题（如：主要学习目标，如何达成，遇到困难的处理预案）

案例以肝炎作为中心，讨论常见肝炎病毒（甲、乙、丙、丁、戊型）的生物学特性、致病性、免疫性、特异性检查方法、防治原则等议题。

（三）其他

案例在第一幕上设置悬念，不要过早给出诊断。PBL 时间安排上给予配合，先发放第一幕，希望学生在此幕进行充分的头脑风暴后学习。

六、PBL 带教后会议记录

参加者：案例撰写者，模块负责人，带教教师

案例名称：小唐媳妇苦闯鬼门关

会议内容

（一）案例使用反馈

1. 案例优点

（1）案例分幕发放，不过早给出诊断，能够较好地模拟医生接诊患者的情景，锻炼临床思维，学生能够思考后提问题 - 再假设 - 学习，做到真正的基于问题的学习。

（2）案例内隐藏信息丰富（临时病区、母亲肝硬化、水源），需要学生对信息再分析，突破常规思维，才能获得准确诊断。

（3）案例未以常见的乙肝作为最终诊断，而是以戊型肝炎为中心，避免了与临床技能讨论案例相重叠，案例情景上有不同发展，比较有吸引力。

2. 案例存在的问题（医学专业问题、文字表达，从学生的视角出发存在的问题）

（1）案例以戊型肝炎为中心，容易将最常见的乙肝弱化，继而造成学习重心偏颇。

（2）有学生提出案例讨论与模块学习中的“三性两法”有些脱离，第一幕主要涉及的是内科学内容。

（3）第一幕如未及时发现隐藏信息，则学习目标的概括比较困难。

（4）部分检查项目中正常指标数据未标出，影响讨论进程。

3. 意见或修改建议

（1）案例设置诊断为戊型肝炎，情景发展有“意外”，目的是训练学生多角度考虑问题；教师注意提醒学生要注意按照拟定目标（所有常见型别病毒性肝炎）进行深度学习，不应仅仅局限在戊型肝炎进行讨论。

（2）教师应及时解释，案例还未发放完全，后续讨论还未进行，案例第一幕主要是模拟临床就医情景。而模块学习实质是为了以后的临床阶段打基础，不要将两者切割开来。

（3）教师注意提醒学生关注案例中隐藏的信息点，有利于学习目标的凝练。

（4）教师鼓励学生应牢记常规检查的正常值。

（二）学习目标完成情况

1. 第一幕讨论过程中学生有较多样化的思考，头脑风暴充分，思维发散，讨论基本能覆盖所有议题。第二幕 A 组目标概括比较困难，但经引导后能较好地拟出。B 组目标拟定流畅。

2. A 组第一幕分享还算顺利，目标基本完成，但讨论条理稍欠缺，时间比较紧；B 组第一幕分享过程顺利，学生能罗列表格进行阐述，完成目标。

3. 对于第二幕，两组学生有意识地组织分享的思路与明确讨论的重点；分享内容能主动列图表，但无法脱稿；学生间分享知识点能互补；学习相互促进。

4. 前期学习涉及有关胆红素代谢、黄疸的内容有遗忘，深化不够，目标提出有一定阻碍。

（三）学生表现

1. 学生团队气氛良好，互相补充，学习能相互促进。

2. 学生资料准备较充分，分享内容能主动列图表，部分脱稿展示。

3. 学生能较好地适应 PBL 时间安排与案例发放调整。

4. 学生学习热情高，分享过程中学生参与度较高，条理比较好。

5. 学生进行角色扮演，两位同学分别扮演医生和患者家属，其他同学点评。气氛活跃，引发思考。

（四）其他补充

1. PBL 讨论进程调整后需要学习的内容会更多，但学习时间自主安排，总体更为合理。

2. 大部分学生比较倾向案例设置悬念的安排。

七、PBL 课后学生形成的学习目标

第一幕

1. 了解肝硬化的病因、临床表现和遗传倾向。

2. 了解猪携带的病原体及其所致疾病。

3. 了解右上腹胀痛的诊断意义。

4. 了解全身瘙痒的形成机制及其诊断意义。

5. 了解尿检的诊断意义。

6. 掌握黄疸的类型、病因、临床表现及其诊断意义。

7. 了解关节痛和肝损伤的联系。

8. 了解凝血酶原活动的诊断意义。

9. 了解肝的血生化检查的诊断意义。

10. 掌握肝的生化代谢。

11. 掌握肝炎的分类、病因、临床表现及其与肝硬化的联系。

第二幕

1. 了解与肝有关的传染病。

2. 掌握甲、乙、丙、丁、戊型肝炎的病原体的“三性两法”、临床表现、诊断标准、流行病学、治疗和预后，并进行鉴别诊断。

3. 掌握孕妇妊娠过程的基本体征变化。

4. 了解孕妇晚期易患的疾病及其对胎儿的影响。

八、PBL 课后学生对案例的反馈

（一）内容方面

这个案例的内容是比较丰富的，案例一开头写其村建立“临时隔离区”，提示患者的病可能为传染病。患者与其母亲的职业均为养猪，激发我们思考是否为与猪有关的传染病。而“患者母亲 2 年前肝硬化去世”引发我们思考这种传染病是否和引起肝硬化有关系。这部分成功地将我们的视线聚焦在与肝有关的传染病上。之后出现的“肝区叩痛”代表可能有炎症，因此我们提出需要学习肝炎有哪些类型，找到肝炎与传染病之间的联系。接着在第一幕中出现乙肝“两对半”的检查，帮助我们排除了 HBV 感染，第二幕中的抗 HCV 阴性、抗 HAV 阴性帮助我们排除这两种病毒感染，最终诊断为“急性戊肝”，因此我们提出需要学习甲、乙、丙、丁、戊型肝炎的病原体的“三性两法”、临床表现、诊断标准、流行病学、治疗和预后，并进行鉴别诊断，可以帮助我们面对肝炎患者时，比较精准快速地诊断出为哪种肝炎类型，更有效率地进行治疗。

“这个病越是怀孕晚期，病情越重”激发我们思考孕妇妊娠期间一些基本体征的变化，其晚期易患的病有哪些，对胎儿的影响有多大。同时第三段中的许多检查数值不是在正常参考值范围内，所以我们思考可能是由于疾病引起的，也可能是孕妇本身妊娠过程中产生的。这个案例让我们关注到一类特殊人群，即妊娠妇女，因为很多指标针对的是成年人，但并不适用于孕妇身上，如果没有关注到这一特殊人群，可能会导致我们诊断时出现偏差，讨论的方向会走偏。因此也提醒各位 tutor（带教教师）在带教过程中，如果学生们一直揪着指标的数值不是正常范围，但又没有关注到孕妇的特殊性，可以稍微提醒下他们要关注这个人群，可以及时将讨论的方向拉回正轨。

案例的描写也比较细致。医生在解释病情和给患者解释治疗可能对胎儿有影响时都展示了医者之心，很有耐心，同时边解释边对患者进行救治，可以更好地让患者和家属对医生增加信任度。针对妊娠患者的治疗过程的描写都很细致，让我们感受到孕妇的治疗要注意的地方有很多，也让我们学习到如何正确处理这类患者。而在第二幕中也描写了相关部门建立临时病房，对水源进行勘察，让我们认识到传染病疫情监测等方面相关的管理方法、参与的部门、监测管理的内容有哪些，帮助我们扩大思维，在以后面对疫情防治方面的问题时思考能更全面，对责任的归属问题更清晰。

对案例内容的建议：案例中对各项检查结果的罗列有点零散，可以考虑用表格——类似医院化验单的形式展示出来，会更清晰，同时也能有参考值，便于更直观地对比，讨论会更顺利。

（二）逻辑方面

逻辑前后比较一致。案例以医生给患者解释病情入手，将患者的病情比较清晰合理地展示出来，很好地将比较专业的知识点和与病情有关的内容限定在第一幕，可以使第一幕的头脑风暴更强烈，大家的思维可以更加发散，同时可以更多地往专业知识方面去讨论。而第二幕更多的是让我们关注到相关部门对传染病的处理，同时还有医生对孕妇的治疗过程，可以让我们更多地关注到 population 和 behavior 层面的问题。两幕的侧重点把握得比较好，使得案例目标比较全面又比较集中。

PBL 案例教师版

医患共患难

课程名称：感染与免疫模块

使用年级：二年级

撰 写 者：王革非

审 查 者：PBL 工作组

汕头大学医学院

ShanTou University Medical College

一、案例设计缘由与目的

（一）涵盖的课程概念

本次课程为“感染与免疫”模块中的病毒感染性疾病 PBL 案例讨论，主要涵盖内容为“呼吸道病毒——流感病毒”。禽流感病毒所引发的人禽流感，发病急、致死性高，给我国公共卫生安全构成重大威胁。案例以活禽屠宰人员感染禽流感病毒为主线，结合在治疗过程中主管医生被传染的事例，使二、三年级学生通过案例，在“群体－社区－制度”层面关注活禽屠宰人员的感染风险及禽流感；在“行为－习惯－伦理”层面思考院内感染预防，以及预防流感传播的相关行为；在“生命－自然－科学”层面以呼吸道感染病原和活禽传播病原为线索，学习流感病毒及禽流感病毒的生物学特性、致病性和免疫性，流感的检测与预防治疗原则，反思此次诊疗过程的问题。

在二年级学习了基本知识的基础上，还可以在别的模块或高年级的同学中讨论更深层次的概念，包括传染病学、药理学、病理学、内科学、影像学等学科的有关概念，比如禽流感诊疗程序、抗流感药物、流感病毒与禽流感病毒感染的病理表现，以及影像学表现、流感及禽流感的临床表现和诊疗等。

（二）涵盖的学科内容

生理层面 肺的生理功能。

病理层面 肺炎的病理改变及影像学特征。

生化层面 流感病毒基因组复制与变异、病毒蛋白质合成等。

细胞层面 流感病毒吸附细胞及穿入、离子通道蛋白脱壳过程、核内复制过程、刺突糖蛋白转运等。

组织层面 流感病毒受体的组织分布和特点。

免疫层面 抗流感病毒的免疫、炎症。

病原层面 流感病毒的分类、分型、亚型、生物学基本性状、致病性与免疫性、检查方法与防治原则，流感与禽流感的流行病学特点与症状。

行为伦理层面 诊疗人员涉及生物安全与院内感染的行为。

人群制度层面 活禽接触和屠宰人员等高危人群的禽流感防控意识与措施，我国对禽流感病毒感染的诊疗指导方案。

（三）案例摘要

小刘经营一家农家乐，从事活禽屠宰和烧制。元旦过后出现感冒症状，随后病情发展很快，遂入急诊。急诊诊断为肺炎，2 月 5 日被收入呼吸内科住院治疗。管床赵医生给小刘使用了抗生素联合治疗，但小刘病情仍继续恶化。2 月 10 日凌晨出现寒战、发热、呼吸困难，赵医生加大吸氧量，并改用其他抗生素和激素治疗，小刘的病情似乎有所好转。2 月 21 日，赵医生开始生病，2 天后赵医生病情开始加重，发热、寒战、头晕、头痛，且胸闷、咳嗽和咳铁锈色痰。赵医生入院治疗，随后病情急转直下，出现急性呼吸衰竭综合征和休克，于 ICU 行气管插管机械通气，肺功能、心功能、肝功能继续恶化，治疗小组给予多西环素、阿昔洛韦、奥司他韦、甲泼尼龙等治疗。3 月 1 日，CDC 结果回报，赵医生 H7N9 阳性。加用帕拉米韦，并转至广州呼吸疾病研究所进行后续治疗。小刘痰液 2 月 23 日结果为 H7N9 阴性，考虑赵医生的感染源，再次取小刘痰液送检，结果 H7N9 阳性并分离得到病毒。

（四）案例关键词

流感（influenza）

禽流感（avian flu）

肺炎（pneumonia）

H7N9

二、整体案例教学目标

（一）学生应具备的背景知识

本案例在“感染与免疫”模块中设置，课时计划属医学微生物学，案例以医学微生物学相关知识为中心，涵盖本模块中部分传染病学、药理学中的流感与禽流感、院内感染预防、抗流感药物的相关知识。适用于临床医学专业学生的第 4 学期。学生已学习了“感染与免疫”模块中的免疫学、病毒学总论，对病毒的生物学性状、致病机制、免疫性等已有了一定的积累；同时主动学习班对 PBL 的学习方式已有很深的理解和熟练的应用。

（二）学习议题或目标

1. 群体 – 社区 – 制度（population，P）

活禽接触人群、吸烟人群是否是禽流感病毒感染的高危人群？同时列举出禽流感的高危人群有哪些。

2. 行为 – 习惯 – 伦理（behavior，B）

（1）通过关注和思考诊疗人员涉及生物安全与院内感染的行为，对防控患 – 医传播疾病发表自己的见解和建议，并给出理由。

（2）如何看待医生的抽烟行为？该行为的危害之处是什么？能够通过文献学习和思考，表达自己的观点，列举可能的措施。

3. 生命 – 自然 – 科学（life science，L）

（1）能够引起肺炎的病原微生物有哪些？其基本生物学特性、致病性、流行特点是什么？

（2）符合案例中典型症状（起病急、发热、咳嗽、呼吸窘迫）的疾病有哪些？列出可能的候选病原，解释理由，分析并列举确认病原的检查手段。

（3）与活禽有关的病原微生物有哪些？列举病原并比较其致病特点。

（4）分析案例所使用的抗生素、激素的依据和目的。

（5）能够描述禽流感病毒 / 流感病毒的微生物学检查方法，比较并选择适合临床检测的方法。

（6）描述流感病毒的分类、分型、生物学性状、变异、生态圈特点，解释流感病毒难以预防的原因。

（7）比较禽流感和季节性流感的临床症状、流行特点和预后，并用致病机制和特征来解释两者间的差异。

（8）比较 N95 口罩和普通口罩的防护安全差异，列出可有效防止禽流感以及其他呼吸道传播病原在院内传播的措施。

（9）列举本案例中所使用药物的依据、目的及药理学作用机制。（在带教教师的提示下）反思本案例中用药的不足之处，解释其原因，提出改进方案并能够提供文献支持。

三、整体案例的教师指引

本案例分成 2 个剧幕，整体的学习目的包括：

1. 能够列举出可引起肺炎的 5 种以上的呼吸道感染病原体，并比较其病原基本生物学性状和临床特点的差异；能够关注活禽传播相关病原并列举 3 种病原。

2. 能够描述流感病毒的分类、分型及其生态分布特点，描述生物学基本性状（形态、结构、病毒复制周期、病毒变异）并总结和解释流感病毒难以进行预防的原因。

3. 能够比较普通季节性流感与禽流感的流行特点与症状，总结和解释其差异的机制。

4. 能够描述流感病毒的检查方法与防治原则，列举 3 种以上可检测流感病毒感染的方法并比较其差异，解释血凝和血凝抑制试验的原理和临床意义，列举 2 类以上的抗流感病毒药物并解释其作用机制，解释流感病毒疫苗所面临的挑战。

5. 通过关注和思考诊疗人员涉及生物安全与院内感染的行为，对如何防控禽流感等可能的患 – 医传播疾病，发表自己的见解和建议。

6. 在上述学习目标基础上，能够综合相关知识为公众提供防控季节性流感和禽流感的宣传海报。

第一幕

2014 年的春节假期，小刘忙得不亦乐乎。他去年开始在汕头澄海经营一家特色农家乐，依靠其土窑走地鸡的招牌菜，慕名而来的客人很多。他负责屠宰烧制走地鸡，父母招呼各位客人，生意做得红红火火。春节刚过，小刘开始高热，体温 40 ℃，全身肌肉痛，有些咳嗽、咳痰，但是没有明显的鼻塞和流涕。他想可能是感冒了，就像平时一样，喝了一大杯水，躺在床上休息。通常很快就会退热好起来。可是这次咳嗽越来越严重，热也不退，在父母的坚持下，小刘来到了急诊。

急诊诊断为肺炎，2 月 5 日小刘被收入呼吸内科住院治疗。管床赵医生给小刘使用了美洛西林 / 舒巴坦钠、左氧氟沙星联合治疗。实验室检查结果显示：CRP 65.5 mg/L（≤ 10 mg/L），血常规及其他生化指标正常；痰液培养阴性。

虽经治疗，但小刘病情仍继续恶化。2 月 10 日凌晨出现寒战、发热、呼吸困难，值班护士将已经值班 24 小时的赵医生喊起，赵医生加大吸氧量，并改用莫西沙星、阿米卡星、糖皮质激素进行治疗，随着患者呼吸困难减轻，忙碌了一天一夜的赵医生跑到天台抽烟放松，随后交班后回家休息。

小刘的病情似乎有所好转，但2月21日赵医生却病了，发热、头痛。赵医生向钱主任申请调班休息，并和钱主任讨论了小刘的病情。钱主任考虑到小刘有活禽接触史，为排除禽流感，取咽拭子送CDC检测。

2月23日，CDC结果回报，小刘送检的样本流感病毒阴性。赵医生病情开始加重，发热、寒战、头晕、头痛，并出现胸闷、咳嗽和咳铁锈色痰，血常规结果显示外周血白细胞和中性粒细胞增加、淋巴细胞增加。次日，病情继续加重，右下肺湿啰音，CT显示右下肺异常密度灶，病灶边缘呈轻度云雾状密度增高改变，为磨玻璃征；病灶内另见更大片密度增高改变，为实变征。赵医生也住进了他自己工作的呼吸内科。

关键词

感冒（cold）

发热（fever）

咳嗽（cough）

咳铁锈色痰（cough up rusty brown sputum）

禽流感

肺炎

重点议题 / 提示问题

1. 走地鸡等活禽和哪些疾病有关？

2. 可引起肺炎的病原体（衣原体、支原体、流感病毒、链球菌、冠状病毒）有哪些？

3. 本案例中的CRP、白细胞与中性粒细胞及淋巴细胞数量、CT检查等检测的临床意义是什么？

教师引导

1. 关注人群：小刘的职业是什么？存在怎样的风险？

2. 关注行为：赵医生会不会是被小刘传染的？这种风险应当采用什么措施预防？

3. 小刘得病会不会和走地鸡有关？活禽会传播哪些疾病？哪些检查结果支持小刘肺炎的诊断？医生的措施和用药有何依据和目的？

4. 赵医生的检查结果意味着什么？赵医生和小刘的症状之间有何联系？

5. 为何怀疑禽流感？为何用咽拭子？有没有其他可以采集的检材？ CDC会用什么方法进行检测？

第二幕

2月26日，小刘病情好转，停止了抗生素治疗。赵医生的病情却急转直下，体温41 ℃，胸闷，出现了急性呼吸窘迫综合征和休克。立刻于ICU行气管插管机械通气，肺功能、心功能、肝功能继续恶化，治疗小组给予多西环素、阿昔洛韦、奥司他韦、甲泼尼龙等治疗。

3月1日，CDC结果回报，赵医生H7N9阳性。加用帕拉米韦，并转至广州呼吸疾病研究所进行后续治疗。

赵医生没有接触过活禽，近期只接触过小刘这一位流感疑似患者，但小刘检验结果却是阴性，目前H7N9人传人的确凿证据不足，但鉴于赵医生曾是小刘主管医生，因此钱主任还是给小刘进行了奥司他韦抗流感病毒治疗，同时要求所有诊疗相关人员佩戴N95口罩。

再次取小刘的痰液送检，结果显示H7N9阳性并分离得到病毒。

关键词

禽流感病毒

H7N9

急性呼吸窘迫综合征（acute respiratory distress syndrome）

抗流感药物（anti-influenza drugs）

N95 口罩（N95 mask）

重点议题 / 提示问题

1. 禽流感和季节性流感的病原是什么？其生物学性状、分类、分型、变异、生态圈特点如何？

2. 禽流感与季节性流感的临床症状、致病特征与机制如何？

3. 流感的治疗药物有哪些？

4. 如何防控禽流感等呼吸道病毒的传播？

5. 医生的诊疗与用药有何需要改进之处？

教师引导

1. 因患者和医生均出现病情变化，双重主线的文字描述比较复杂，建议列出两个时间轴图，有利于学生分析讨论。

2. 禽流感和普通流感有何不同？禽流感病毒和普通流感病毒有何不同？

3. 以前就有 H5N1 人禽流感的报道，后来又有 H7N9，这些 H 和 N 是什么？流感病毒怎么会变异？变异有何特点？为何有些是散发，有些是季节流行，有些是大流行？流感病毒的生态特征是怎样的？

4. 为何禽流感病毒会导致呼吸衰竭？发病率和死亡率如何？

5. 什么是 N95 口罩？为什么有这种口罩？还有其他必须注意的措施吗？

6. 案例倒数第二段说，钱主任还是给小刘进行了奥司他韦抗流感病毒治疗，说明奥司他韦是可以抗流感病毒的，其药理机制如何？这个时候用药是不是存在问题？

四、参考资料

1. 李凡，徐志凯 . 医学微生物学 . 9 版 . 北京：人民卫生出版社，2018.

2. Farooqui A, Liu W, Zeng T, et al. Probable hospital cluster of H7N9 influenza infection. New England Journal of Medicine, 2016, 374:596–598.

3. Gao R, Wang L, Bai T, et al. C–Reactive protein mediating immunopathological lesions: a potential treatment option for severe influenza A diseases. E Bio Medicine, 2017, 22:133–142.

4. Gautret P, Gray Gc, Charrel Rn, et al. Emerging viral respiratory tract infections–environmental risk factors and transmission. Lancet Infect Dis, 2014, 14:1113–1122.

5. Yu H, Cowling Bj, Feng L, et al. Human infection with avian influenza A H7N9 virus: an assessment of clinical severity. Lancet, 2013, 382:138–145.

五、PBL 带教前会议记录

参加者：案例撰写者，模块负责人，带教教师

案例名称：医患共患难

会议内容

（一）主要议题（如：案例文化背景，需要注意的问题，针对学生特点需要重点做哪些引导等）

本次课程为“感染与免疫”模块中的病毒感染性疾病 PBL 案例讨论，内容为“呼吸道病毒——流感病毒”。禽流感病毒所引发的人禽流感，发病急、致死性高，给我国公共卫生安全构成重大威胁。案例以活禽屠宰人员感染禽流感病毒为主线，结合在治疗过程中主管医生被传染的事例，对呼吸道病毒尤其是流感病毒进行“三性两法”的学习。

（二）案例重点问题（如：主要学习目标，如何达成，遇到困难的处理预案）

本案例的主要学习目标，在“群体 – 社区 – 制度”层面关注活禽屠宰人员的感染风险及禽流感；在“行为 – 习惯 – 伦理”层面思考院内感染预防，以及预防流感传播的相关行为；在“生命 – 自然 – 科学”层面以呼吸道感染病原和活禽传播病原为线索，学习流感病毒及禽流感病毒的生物学特性、致病性和免疫性，流感的检测与预防治疗原则，反思此次诊疗过程中的问题。带教教师应熟悉案例中的“教师引导”中的内容，以便能够更好地引导学生的讨论。

（三）其他

案例以公众关注的 H7N9 禽流感为例，但学生可能会忽略普通流感以及其他呼吸道感染病原，所以带教教师应引导学生，避免学生过度关注 H7N9 而忽略了其他病原的学习，以及对呼吸道病原的比较和小结。

六、PBL 带教后会议记录

参加者：案例撰写者，模块负责人，带教教师

案例名称：医患共患难

会议内容

（一）案例使用反馈

1. 案例优点

（1）案例难度适中，给出的相关线索可有效引导学生对学习目标和重点议题的讨论，整体讨论进展比较顺利，讨论各环节比较流畅。

（2）案例包含了患者和主治医生患病的双重主线，能激发学生的兴趣。

2. 案例存在的问题（医学专业问题、文字表达，从学生的视角出发存在的问题）

（1）由于信息量大，学生在事实列举时缺少信息凝练和主线排序，导致后续讨论显得分散和凌乱，教师在反馈环节指出问题和改进措施。

（2）过度关注病情本身，而对案例人物的个人情况有所忽略，如主治医生的抽烟行为相关的 P、B、L 层面的议题等，没有主动提及，需由带教教师提示。

3. 意见或修改建议

（1）案例第一稿第一幕中的 CRP 为 23.55 U/L，非通用单位，第二稿中修改为通用单位或给出参考范围，以利于学生讨论时进行判断。

（2）案例第二幕中的“小刘实验结果却是阴性”后，建议加入“目前 H7N9 人传人的确凿证据不足”。

（3）教师版案例第二幕中的关键词应为“急性呼吸窘迫综合征”。

（二）学习目标完成情况

两组学生均能较好地完成学习目标。

（三）学生表现

1. 讨论符合学科特点，能够充分地调动学生的学习和探索热情。

2. A 组此次严格经由假设进行学习议题和目标的导入，效果良好；B 组在讨论过程中虽提出假设并进行后续的讨论导入，但板书过程中假设列出不全，可能在后续讨论时会出现遗漏点。

3. 学生列学习目标时过于依赖 SOP，即以病原为中心的“三性两法”、以疾病为中心的“病因症状机制与诊疗防”，可能会漏掉特定内容或淡化重点目标。建议学生用 SOP 方式进行罗列，但特定或重点目标即使包含在 SOP 的目标里，也应单独列出或标注。

4. 学生分享时，学习的深度和内化程度不足，相关知识点之间的联系不足。建议学生应进一步保证学习时间，内化学习目标，鼓励手写笔记形式。同时对案例的 PBL 学习结束后，应将学习不足的目标列出，进行复习和集体讨论。

5. 带教教师应避免自身专业角度的限制，流感的学习深度应从培养临床医生的角度考虑。

七、PBL 课后学生形成的学习目标

第一幕

A 组：

1. 学习并掌握正黏病毒科的生物学性状、致病性和免疫性、微生物学检查方法和治疗原则。

2. 学习掌握案例中提及所有药物的代谢、临床应用、不良反应（重点关注抗病毒药物的使用原则）。

3. 学习血常规及其他生化指标正常值。

4. 掌握 CT 显示右下肺磨玻璃影的病理原因。

5. 了解 CRP 上升的机制。

6. 了解导致流涕的常见病原体。

7. 了解接触活禽常见的疾病。

B 组：

1. 掌握正黏病毒科生物学性状、致病性和免疫性、微生物学检查方法、治疗原则、传播途径及该病毒如何导致急性呼吸衰竭。

2. 掌握上呼吸道感染和流行性感冒相关症状、鉴别及机制。

3. 学习案例提及药物的代谢、临床应用、不良反应。

4. 学习 CT 肺磨玻璃影和铁锈色痰的病理原因。

第二幕

A 组：

1. 学习掌握呼吸衰竭综合征。

2. 了解 N95 口罩的用途和机制。

3. 了解出现流感病例（禽流感）时国家相关部门的处理方式。

B 组：

1. 了解 N95 口罩的功能。

2. 了解呼吸科医生的自我保护措施。

3. 了解我国禽流感疫区的管理和筛查。

八、PBL 课后学生对案例的反馈

这是个一波三折的案例：患者治疗效果不显著，管床医生也病倒了；患者情况好转，医生却检出病毒；再次送检，患者的病毒才被检出。起伏的情节与巨大的信息量激励我们学习医学知识，对临床的症状、治疗手段进行思考，再了解公共卫生预防知识。可以说这是一个优秀的案例。

案例第一幕先叙述患者的职业背景与疾病进展，围绕呼吸系统的症状展开，利用病理学炎症相关知识，同学们将微生物感染与“发热”“肌肉痛”联系起来，有利于学科的关联；紧接着的药物治疗、实验室检查让我们看到临床处理的原则；最后描述赵医生发病时与患者不同的症状——发病更急、程度更重，则引起同学思考：这是同一种病，还是一种病的不同表现？

而第二幕一部分讲的是治疗，即多重联合用药，指出了各类药物的临床应用情况；指出病毒为 H7N9 型，需要我们学习其生物学性状、致病机制及症状等知识，需要查阅文献，这有利于我们学习病毒学知识。另一部分则是面对传染病，医生与各级单位该采取的措施，事关公共卫生预防，是很好的补充；最重要的一点，提醒了我们在治疗患者的过程中也要好好保护自己。

综上，这个案例帮助我们学习了较多的病毒学知识，贴合学习进度，且有公共预防知识相补充，使我们受益；此外，也锻炼了同学们的临床思维与决策能力。

讨论过程中，两个小组都能很好地展开讨论，串联所学目标，以思维导图方式呈现，展现了逻辑，达到了不错的学习效果。

美中不足的则是此案例涉及了过多药物，在分享环节仅可将药物的作用机制与案例相联系，其他知识则很难和谐地放进讨论，需要改进。

PBL 案例教师版

致命肠病

课程名称：感染与免疫模块

使用年级：二年级

撰 写 者：苏　芸

审 查 者：PBL 工作组

汕頭大學醫學院
ShanTou University Medical College

一、案例设计缘由与目的

（一）涵盖的课程概念

人类免疫缺陷病毒（HIV）是艾滋病（获得性免疫缺陷综合征）的病原体，全球疫情严重，其中非洲与亚太地区是两大重灾区。而近年来，虽然全球新增 HIV 感染者的速度下降，但在我国仍是增长趋势为主，而且流行人群已由高危人群扩散到一般人群，性传播亦成为主要的传播途径。HIV 为逆转录病毒科的代表性成员，在复制周期有其特殊的逆转录过程，这与之前涉及的其他病毒科不同。通过本案例的讨论，一方面希望学生能对 HIV 的生物学特性、致病性、免疫性、特异性检查方法、防治原则的等议题进行讨论学习，另一方面，案例设置有关“非洲援建”“夫妻”“治疗”“怀孕”线索，希望能够让学生关注 HIV 感染的全球流行状况、中国的流行特点与有关政策，关注社会对 HIV 感染者的认知与态度，引发医学生在日常行为、道德、人文关怀等方面的思考。

（二）涵盖的学科内容

生化层面　逆转录过程如何进行？与一般的转录有什么不同？

细胞层面　HIV 的靶细胞有哪些？分别有什么功能？

免疫层面　HIV 感染为什么会导致免疫缺陷？哪些免疫功能受到影响？可检测什么免疫指标？有没有特异性预防方法？

感染层面　艾滋病是通过什么途径感染的？其致病机制是什么？是否还有其他的合并感染？如何检查？

药理层面　艾滋病是否有可用的药物治疗？药物机制是什么？能否彻底治愈？

行为层面　家属情绪激动不能理解，医生应该如何应对？医生在医疗行为过程中如何规范自己的操作？

社会层面　艾滋病的全球流行情况如何？中国的流行情况有什么特点？现阶段全球与中国在防控 HIV 与艾滋病方面有什么措施与挑战？医院 HIV 的诊断与上报制度是怎样的？国家有何政策帮助艾滋病患者？艾滋病患者能否得到免费治疗？

（三）案例摘要

本案例是描述了援建人员小孔近半年来开始出现腹痛、腹泻，1 个月前出现持续发热，曾被诊断为炎性肠病并给予糖皮质激素治疗，有输血史。后经检查发现 HIV（+），CMV（+），$CD4^+$ T 细胞下降，诊断为艾滋病。医生与家属沟通并建议其妻子也进行 HIV 的相关检查。已怀孕的妻子难以接受这个结果。

（四）案例关键词

人类免疫缺陷病毒（human immunodeficiency virus，HIV）
巨细胞病毒（cytomegalovirus，CMV）
输血（blood transfusion）
炎性肠病（inflammatory bowel disease，IBD）
白假丝酵母菌（*Candida albicans*）

二、整体案例教学目标

（一）学生应具备的背景知识

学生已经学习过"基础学习"模块课程，对核酸、中心法则有一定了解。"感染与免疫"课程中学生已完成免疫学、细菌学总论、细菌学各论 PBL 讨论、病毒总论，有较丰富的知识积累。另外，学生已经学习过药理学总论，有一定药理基础知识。

（二）学习议题或目标

1. 群体－社区－制度（population，P）

（1）描述中国与全球 HIV 感染的流行情况，列举中国与全球应对 HIV 感染的治疗方针、防控策略与现阶段面临的挑战。

（2）描述 HIV 感染者的诊断与上报程序。

（3）思考社会对 HIV 感染者的看法以及如何应对。

2. 行为－习惯－伦理（behavior，B）

高危人群与一般人群中的个人应该采取哪些措施（行为改变）对 HIV 感染进行预防？

3. 生命－自然－科学（life science，L）

（1）列举通过输血传播的常见病原体。

（2）列举导致腹泻的常见病原体。

（3）列举 HIV 的传播途径与危险因素。

（4）描述 HIV 的生物学特性（结构、易感细胞类型、复制周期等），解释 HIV 的致病机制。

（5）定义 AIDS，描述其临床进程，列举常见并发症，列举 HIV 感染的诊断方法、综合预防措施与治疗药物种类。

（6）描述 CMV 的主要生物学特性与致病性。

（7）描述白假丝酵母菌的主要生物学特性与致病性。

三、整体案例的教师指引

1. 案例中出现了炎性肠病与其治疗药物糖皮质激素的信息，学生可进行适当讨论，但不应花费时间过长，教师应适时提醒。

2. 在讨论过程中注意引导学生除关注生命 - 自然 - 科学层面的知识外，还应关注我国与全球 HIV 感染的流行情况与特点，应对 HIV 感染的宏观防控策略与相关政策，艾滋病高危人群如何应对。

3. 案例设置了有关“输血传播”的信息，希望学生能联系 2017 年 2 月在浙江省中医院因主管技师未严格执行操作规程，造成医源性艾滋病病毒感染事件进行讨论与思考，由此提高医学生在规范医学行为、提高职业素养方面的更深刻的认识。

4. 引导学生关注社会对 HIV 感染者的看法（“恐艾”、歧视等），进一步加深医学生有关对此类群体进行人文关怀、“医者之心”方面的思考。

第一幕

2016 年 11 月 29 日，某三甲医院的消化内科门诊来了一位名叫小孔的患者，35 岁，面容憔悴，消瘦。一到门诊，他就迫不及待地向主诊大夫诉说了他过去半年来的求医之路。半年前，小孔不明原因出现间断脐旁绞痛和腹泻。每天发作 4 ~ 5 次，腹痛，均排黏液血便，在当地医院多次就诊，经过一段时间的糖皮质激素治疗后，症状近半年来仍然未能改善，严重影响生活质量。1 个月前他除腹泻外还开始出现间断发热，体温波动在 38 ~ 38.5 ℃；1 个月内体重下降了 4 kg，还时常感到乏力、疲倦。最近 1 周，咽喉部时常感到不舒服，口咽部可见白色的斑片状膜。颈部与腹股沟处还可摸到多个肿大的结节，按压不痛。

于是，小孔在家人陪同下前往某市三甲医院进一步求治，被收住院。医生从小孔口中得知，他 8 年前曾作为援建人员到博茨瓦纳工作。期间他曾遭到一次严重的工程作业事故。在救治过程中，医生给他输了 800 ml 库存血。患者伤好出院后，就回到了自己的家乡。2 年前小孔在家乡娶亲，夫妇俩暂时还没有孩子。

关键词

腹泻（diarrhea）
黏液血便（mucous blood stool）
咽部白膜（white membrane in pharynx）
援非（assistance to Africa）
输血

重点议题 / 提示问题

1. 腹泻的常见病因与病原体有什么？
2. 引起口咽白膜的疾病的常见病原体有什么？
3. 通过输血传播的常见病原体有哪些？
4. 符合案例中临床表现（发热，体重下降，口咽白膜，淋巴结肿大）可能的疾病有哪些？如何进行下一步的检查？
5. 援建非洲地区常见的流行病有哪些？

教师引导

1. 对某个症状的困境，教师可引导学生梳理症状，全面分析。可适当提示要与患者的援建非洲经历以及输血病史进行联系。例如可询问博茨瓦纳地区常流行的传染性疾病有哪些，输血可能传播什么疾病，如何进行下一步的检查。

2. 案例中出现了腹泻、炎性肠病与其治疗药物糖皮质激素的信息，尤其是有关腹泻的相关病因，鼓励学生进行适当讨论，但应合理控制时间。

第二幕

住院后医生经过初步分析认为炎性肠病合并其他感染的可能性大，于是进行一系列指标的检查，结果显示：HIV 初筛（+），待疾控中心复检确诊；抗巨细胞病毒（CMV）抗体（+），CMV DNA 400000 copies/ml；白细胞 4100/mm^3，T 细胞 1722/mm^3；T 细胞淋巴亚群：$CD4^+$ T 淋巴细胞 223/mm^3，$CD8^+$ T 淋巴细胞 1020/mm^3。口咽部斑片状膜镜下显示：白假丝酵母菌（+）。12 月 1 日中午，患者因出现肠穿孔，紧急转胃肠外科行急诊手术，术后转 ICU 监护治疗。

术后，院内专家医生针对小孔术前、术后的综合报告，对该患者病情进行详细分析，结合术后病理与 HIV 确诊试验（+）结果，认为患者为 HIV 感染合并 CMV、白假丝酵母菌感染（艾滋病期）。这时病区主任将患者病情详细地告知了小孔的妻子，并建议他的妻子也进行相关的筛查。妻子获知患者的病情后，身体发软，哭着坐到了地上：“艾滋病，这可咋办啊？我怀孕 1 个多月了，肯定传染上了。没有药，治不好，得了这个病，别人怎么看我们家，咋活啊……”

关键词

HIV

艾滋病（acquired immunodeficiency syndrome，AIDS）

CMV

$CD4^+$ T 细胞

白假丝酵母菌

抗艾滋病治疗

重点议题 / 提示问题

1. 什么是 HIV？ HIV 的传播途径与危险因素是什么？有什么生物学特性？致病机制是什么？

2. HIV 初筛是什么试验？有什么临床意义？为什么还要待疾控中心复检？什么是 HIV 确诊试验？ HIV 感染的检查流程是什么？

3. 炎性肠病有什么表现？如何诊断与治疗？

4. 血液 T 细胞检查结果说明什么？有什么临床意义？

5. 什么是艾滋病？有什么临床表现与并发症？如何诊断？有什么类别的药物可以进行治疗？如何有效预防？（药物？疫苗？）

6. CMV 的主要生物学特性与致病性是什么？如何诊断？

7. 白假丝酵母菌的主要生物学特性与致病性是什么？如何诊断？

8. 患者妻子怀孕，对孕妇和胎儿的影响是什么？应当如何应对？

9. 中国与全球 HIV 感染的流行情况是怎样的？中国与全球制订了什么治疗方针与防控策略以应对 AIDS 疫情？现阶段面临的挑战有什么？

10. HIV 感染者的诊断与上报程序如何？

11. 社会对 HIV 感染者的看法（“恐艾”、歧视等）是怎样的？医学生如何看待？

12. 高危人群与一般人群中的个人应该采取哪些措施对 HIV 感染进行预防？

教师引导

1. 第二幕是本案例重点段落，除了有关 HIV 与艾滋病的生命－自然－科学层面的知识外，提示学生还应关注中国与全球 HIV 感染的流行情况与特点，应对 HIV 感染的宏观防控策略有什么，在诊治方面是否有相关的免费政策。

2. 引导学生关注社会对 HIV 感染者的看法（“恐艾”、歧视、艾滋病儿等），进一步加深医学生有关对此类群体进行人文关怀、“医者之心”方面的思考。

四、参考资料

1. 李凡，徐志凯 . 医学微生物学 .9 版 . 北京：人民卫生出版社 ,2018.
2. 李兰娟，任红 . 传染病学 . 9 版 . 北京：人民卫生出版社 ,2018.
3. 张学军，郑捷 . 皮肤性病学 . 9 版 . 北京：人民卫生出版社 ,2018.
4. 杨宝峰 . 药理学 . 9 版 . 北京：人民卫生出版社 ,2018.
5. 参考学习目标网站：www.unaids.org

五、PBL 带教前会议记录

参加者：案例撰写者，模块负责人，带教教师

案例名称：致命肠病

会议内容

（一）主要议题（如：案例文化背景，需要注意的问题，针对学生特点需要重点做哪些引导等）

通过本案例的讨论一方面希望学生能对 HIV 的生物学特性、致病性、免疫性、特异性检查方法、防治原则等议题进行讨论学习 , 另一方面，案例设置有关“非洲援建”“夫妻”“治疗”“怀孕”线索，希望能够让学生关注 HIV 感染的全球流行状况、中国的流行特点与有关政策，关注社会对 HIV 感染者的认知与态度，引发医学生在日常行为、道德、人文关怀等方面的思考，由此提高医学生在规范医学行为、提高职业素养方面的更深刻的认识。

（二）案例重点问题（如：主要学习目标，如何达成，遇到困难的处理预案）

一方面希望学生能对 HIV 的“三性两法”进行讨论学习，另一方面，让学生关注 HIV 的流行情况、社会对 HIV/AIDS 的态度，从群体－社区－制度等层面进行思考。

（三）其他

在第一幕，学生容易集中关注对某个症状的困境，教师可引导学生梳理症状，全面分析。可适当提示要与患者的援建非洲经历以及输血病史进行联系。对于案例中患者出现的腹泻症状，注意提醒同时关注常导致腹泻的病原体。

六、PBL 带教后会议记录

参加者：案例撰写者，模块负责人，带教教师

案例名称：致命肠病

会议内容

（一）案例使用反馈

1. 案例优点

（1）案例涉及的症状多，且第一幕设置有悬念，能很好地激发头脑风暴。

（2）案例要求学生对线索进行串联，方能准确诊断，有利于训练学生的临床思维整体观。

（3）设置援建非洲、输血、孕妇、社会看法等信息，能引发关注 HIV 感染的全球流行状况、中国的流行特点与有关政策、社会对 HIV 感染者的认知与态度，从多方面进行思考。

2. 案例存在的问题（医学专业问题、文字表达，从学生的视角出发存在的问题）

（1）第 1 版案例中患者姓名为“孔艾”，容易让人先入为主，影响思维扩展；第 2 版进行了修改。

（2）部分出现的医学术语和涉及的讨论议题如炎性肠病等，有些超出现阶段的学习范围，也耗时过多，学习热情不高；学生在学习目标上有分歧。

（3）第一幕信息出现的症状特异性不高且分散，学习目标少，不易凝练。

3. 意见或修改建议

（1）第一幕建议教师更多地介入引导。

（2）教师需积极回应并对学生解释议题超纲问题，如炎性肠病不属超纲内容，该知识点归属于自身免疫病范围，在免疫学的学习目标内；另外，向学生强调需要其协调基础知识与拓展内容的学习分配，而学习目标拟定由小组共同达成，虽有分歧，但学习主次重点要自己合理把握；建议学生对面临的学习目标多与时间分配的矛盾，以及学习热情下降这些问题进行反思。

（二）学习目标完成情况

1. 学生讨论热烈，各位同学均主动参与，讨论进程顺利流畅。A 组在第一幕就能够较快地获得 HIV 感染的学习目标，所有目标均能覆盖。B 组第一幕目标凝练有些困难，但第二幕发放后能顺利完成所有目标。

2. 分享过程也比较流畅，目标顺利完成。但时间掌控稍欠缺，有些超时。

3. HIV 相关疫苗预防两组均未涉及。

（三）学生表现

1. 学生积极主动，参与度较高，分享过程流畅、条理清晰，目标完成度较好。
2. 学习渐入佳境，对模块的要求与学习方法均比较熟悉，运用熟练，准备充分。
3. 部分学生反映学习热情有所下降，建议学生与教师对原因与解决办法进行反思。

（四）其他补充

案例第一幕目标较少，呈现症状较分散，容易出现较大偏差的诊断，两幕一次课发放较合适。

七、PBL 课后学生形成的学习目标

第一幕：

1. 熟悉炎性肠病的概念、分类、病因、发病机制、临床表现、诊断和治疗原则。
2. 了解“脐旁绞痛”提示的器官定位。
3. 掌握白假丝酵母菌感染引起的鹅口疮与白喉棒状杆菌引起的白膜的性状区别。
4. 了解博茨瓦纳的感染性疾病谱。
5. 了解库存血的概念及其管理要求。

第二幕：

1. 掌握 HIV 的生物学性状、免疫性、致病性、筛查手段和确诊手段。
2. 掌握艾滋病的流行病学内容、危险因素、分期及其依据、诊断和治疗方法。
3. 掌握巨细胞病毒的生物学性状、免疫性、致病性、诊断方法和防治方法。
4. 了解艾滋病与炎性肠病、CMV 感染和白假丝酵母菌感染的关系。
5. 了解炎性肠病和肠穿孔的关系、肠穿孔的危害及其治疗原则。
6. 了解关于艾滋病的社会支持政策。
7. 了解医护人员接触艾滋病患者的注意事项。
8. 了解如何防止胎儿发生母体 HIV 的宫内感染。

八、PBL 课后学生对案例的反馈

内容上，案例的第一幕对患者“炎性肠病”的表现描述得十分详细，并且强调了该病对患者的影响，这让我们对“炎性肠病”的临床知识产生了好奇。而且，案例还提及“糖

皮质激素治疗后症状未改善”，这使我们对医生的诊断——“炎性肠病”产生了怀疑，于是我们提出了“熟悉炎性肠病的诊断和治疗”这一学习目标，以验证案例中的医生的诊断和治疗是否正确。患者的症状和体征看似独立，实质上有很重要的临床意义和联系。比如“体重下降 4 kg、乏力和疲倦”，提示慢性消耗性疾病；“间断发热”和“淋巴结肿大”提示血液性疾病或感染性疾病；“口咽白色斑片状膜”提示白假丝酵母菌感染或白喉棒状杆菌感染。再联系“患者在 8 年前于博茨瓦纳输 800 ml 库存血”这一重要情节，我们在第一幕已经怀疑患者被某种病原体感染以致全身免疫力低下，而且首先怀疑是 HIV 感染，于是提出了“熟悉 HIV 的生物学性状、免疫性和致病性”和“艾滋病的诊断与治疗”这两个学习目标。案例撰写者对患者的众多临床表现的描述，虽然给我们增加了分析案例的难度，但是它们的诊断意义和联系正是本案例的重要趣味来源之一。我们还注意到了“口咽有白色斑片状膜”这一细节，马上意识到必须鉴别异病同症，于是提出了“掌握白假丝酵母菌感染引起的鹅口疮与白喉棒状杆菌引起的白膜的性状区别”这一学习目标。第二幕的许多细节也同样精彩。“HIV 初筛阳性”和“确诊 HIV”明显引起了我们的注意。为了清楚两者的区别，我们提出了“HIV 的筛查手段和确诊手段”这一学习目标。特别显眼的是，案例的第二幕详细描述了 T 细胞的数目，这使我们对艾滋病患者的 T 细胞数目变化的诊断意义产生好奇。在人文方面，怀孕 1 个月的妻子担心被歧视，事实上这一现象在我们的日常生活中并不少见。我们也意识到这对一个家庭来说是灾难性的打击，于是想了解关于艾滋病的社会支持政策以及如何防止胎儿发生 HIV 宫内感染。

逻辑上，案例的各个细节相互联系，信息众多却浑然一体。比如“8 年前输了 800 ml 库存血”、HIV 的确诊、白假丝酵母菌和 CMV 阳性、全身的临床表现、“炎性肠病”和肠穿孔，这些信息前后呼应，增加了我们完成学习目标的动力和分析案例的乐趣。

PBL 案例教师版

恶魔缠身

课程名称：感染与免疫模块

使用年级：二年级

撰 写 者：李春燕

审 查 者：PBL 工作组

汕头大学医学院

ShanTou University Medical College

一、案例设计缘由与目的

（一）涵盖的课程概念

疟原虫引发的疟疾是严重危害人类健康的重要虫媒性原虫病。经数十年的防治，我国的疟疾发病率逐年下降，人们的防范意识也随之减弱。自 2000 年以来，中国的劳务输出和国际贸易增多，境内外人员流动日渐频繁，导致输入性疟疾呈较大幅度上升。然而，不少临床医生对疟疾的认知已显生疏，缺乏传染病疫情报告意识，不能及时对疾病做出诊断，因此必须引起重视。本案例以陈述完整的病史为开端，展现疟疾发病、诊断、治疗的全过程，最后强调疟疾诊断和预防为重的学习目的。

学生通过学习本案例内容，能够深入理解寄生虫及寄生虫病的演变特点。疟疾在不同国家和地区的“兴衰变化”以及对抗疟药的适应性改变，表现为各地区不同的抗药性、疟疾诊断遇到的复杂状况（重复感染、不同发育期出现的时间段、采血时间点的选取），了解这些动态变化将会不同程度地改变学生死读书、简单一一对应的疾病观和学习观。

学生在案例信息的搜集和整理分析过程中，要在理解和掌握疟原虫生活史、机体内进化过程复杂性的基础上，讨论和学习与此相关的几个议题，如寄生虫对环境的适应、对宿主的选择、入侵与离开宿主的方式、与宿主间的相互作用（损伤与免疫防御）、疾病的诊断。同时基于目前疟原虫基因变异产生抗药性的普遍现象，本案例设置了青蒿素、伯氨喹这些主流治疗无效的临床情境，鼓励学生查找资料，了解疟原虫的免疫逃避机制、抗药性的现状及主流抗疟药的作用机制，引发学生思考疟疾疫苗的研发以及疟疾疫情的监测、防控的重要性。

（二）涵盖的学科内容

解剖组织层面　疟原虫的寄生部位是哪里？游走的顺序是什么？

生化层面　疟原虫的能量代谢及主要代谢产物（与致病机制有关）是什么？

生理层面　体温如何调节？发热机制是什么？

感染层面　疟原虫经什么途径感染和传播？其致病机制是什么？临床表现如何？如何取材诊断？

免疫层面　何为带虫免疫？有何意义？

药理层面　主流抗疟药的机制是什么？疟原虫临床耐药情况如何？

行为层面　疫区回国人员该如何积极自查？基层卫生部门对传染病的认知状况和处

理方式妥当吗?

社会层面　公共卫生、公共管理界应对传染病疫情应发挥怎样的作用?

（三）案例摘要

本案例根据文献和真实病例编写，展示了年近 50 岁的老陈外出非洲务工返乡，突发疟疾后出现发热、贫血、脾大、黄疸等临床表现，诊断为疟疾。内容涉及输入性疟疾监测缺失，首诊医师（乡村个体医师）对疟疾认识不足、防范意识薄弱导致病情延误，这些因素险些造成患者死亡的严重后果。

（四）案例关键词

疟疾（malaria）

发热（fever）

贫血（anemia）

脾大（splenomegaly）

青蒿琥酯（artesunate）

溶血（hemolysis）

二、整体案例教学目标

（一）学生应具备的背景知识

学生已经完成人体结构、组织和生理、生化等基础相关课程的学习，也具备免疫学和病理学及自然地理的相关知识基础。在前面的寄生虫学章节的学习中对寄生虫及寄生虫病的基本概念有了一定的认知和理解。

（二）学习议题或目标

1. 群体 – 社区 – 制度（population，P）

疫区出入境人员是否应该接受疾病预防、预警的普及教育，以提高自身的警觉意识?公共卫生、公共管理、出入境检验检疫部门可以采取哪些积极有效的措施?

2. 行为 – 习惯 – 伦理（behavior，B）

（1）基层医护人员该如何提高自身的专业素质，以提升传染病疫情报告意识?

（2）基层医院和上级医院间的协同关系如何？医护人员如何规范自己的行为来防止医院内感染的发生？

（3）引导学生重视加强对一些常见疾病的基本防治方法，以及正确生活方式的认知。

3. 生命－自然－科学（life science，L）

（1）定义发热的概念，解释发热的机制。

（2）描述贫血的临床表现，列举贫血的类型。

（3）描述脾大的临床表现，解释其发生原因。

（4）描述疟原虫的生活史特征、传播途径、传染源、致病阶段与临床表现、临床诊断与防治方法。

（5）阐述胆红素生成过程及临床指标检测。

（6）阐述抗疟药的种类，各自的作用机制、临床应用与副作用、配伍使用原则。

（7）制订合理的疟疾防治、预警措施。

（8）列举疟疾疫苗的种类及新型抗疟药的研究方向。

三、整体案例的教师指引

1. 案例核心内容涵盖了疟疾病原体——疟原虫的基本生活史、疟疾发病及不规律临床表现、疟疾的诊断与治疗。学生必须清晰理解专业名词，带教教师适当加以引导，帮助学生理解寄生虫与人体间复杂关系的本质——适应。

2. 疟疾是全球人类健康的重大威胁。目前面临的最大挑战是疟原虫抗药性广泛传播，如何有效防止疾病的传播和流行是寄生虫疾病研究的根本任务。引导学生对新型药物和疫苗研发的思考，以此激发学生兴趣，鼓励学生探索性的学习、发现。

3. 鼓励学生探讨社会议题。流行病、传染病的防治任重道远，需要各部门因地制宜，依时而变，共同努力，因此可以引导学生探讨如何学有所用。

第一幕

年近 50 的老陈是岭南广西玉林市人，自 2014 年 12 月至 2017 年 2 月 18 日一直在非洲安哥拉的本哥拉建筑工地务工，期间从未离开。在非洲，老陈体验了与家乡完全不同的“异国风味”。雨季高温湿热、蚊虫叮咬实在让人难耐，尽管公司配发了蚊帐，但是他与同去的几十位工友为了获得片刻的凉爽，时常穿着背心、短裤坐在屋外的树下乘凉，以缓解劳作的疲惫。

2 月 21 日他即乘车回到大新村家中。没想到，回国刚过 1 周，他就病了。起初的症状与平常感冒没什么不同，就是怕冷、发热、背部肌肉酸痛、头晕及隐隐的头痛。可是之后的情况越来越糟，不仅发热持续不断（体温波动在 38.0 ~ 39.2 ℃），而且头晕、头痛加重，还伴有呕吐、腹泻和口渴，老陈只得去乡卫生院看病。卫生院的大夫都是同乡熟人，很快给他输了液，效果很好，体温下降，舒服多了……可是还没等老陈完全清醒过来，高热再次袭来，而且冷热反复，冷时浑身发冷、颤抖，伴随大量出汗，全身无力。2 月 27 日—3 月 4 日期间，老陈病情迅速加重，尿液颜色变深，呈浓茶样，在同乡医生的强烈建议下，3 月 5 日转院至玉林市红十字会医院，当天以“急性胆囊炎”收住肝病科。

入院各项检查如下：腹部 B 超提示肝右叶内一增强回声团，胆囊壁毛糙，脾大。体温 38.8 ℃，脉搏 107 次 / 分，呼吸 20 次 / 分，血压 109/69 mmHg，皮肤、巩膜重度黄染，无咽喉肿痛，无咳嗽，心肺正常，无腹痛腹泻。血常规白细胞 9.61×10^9/L，中性粒细胞 7.62×10^9/L、淋巴细胞 1.51×10^9/L、单核细胞 0.45×10^9/L、红细胞 3.76×10^{12}/L、血细胞比容 0.311、血小板 25.00×10^9/L；血生化总胆红素 147.1 μmol/L、间接胆红素 101.6 μmol/L、总蛋白 49.2 g/L、谷草转氨酶 98.0 U/L。尿液检查：尿胆红素阴性，尿胆原阳性（+++）。

关键词

发热
急性胆囊炎（acute cholecystitis）
脾大
黄疸（jaundice）
胆红素（bilirubin）
尿胆原（urobilinogen）

重点议题／提示问题

1. 发热的生理意义、常见原因、机制和热型分类是什么？机体应对疟原虫感染产生的防御反应（带虫免疫）如何？

2. 急性胆囊炎的临床表现和诊断是什么？

3. 肝功能检测指标的意义是什么？

4. 脾大的原因和后果是什么？

5. 案例中有哪些背景线索有利于诊断？

6. 符合案例中临床表现（发热、冷热反复、肌肉酸痛、脾大、黄疸、茶色尿液、胆红素改变等）可能的疾病有哪些？

7. 列举经蚊虫传播的疾病。

8. 不明原因的发热给予输液处理合适吗？

9. 还缺少哪项必要检查？

10. 案例中患者的哪些生活习惯导致患上疾病（防蚊意识、环境卫生）？

教师引导

1. 此幕患者的病情演变快速，出现的症状与体征繁杂，多器官受累，未接触过临床的二年级学生常常会束手无策，以猜测为主。老师可以引导学生关注重要病史的采集和病因关联分析，按时间顺序梳理症状和体征，思考可能感染的病原体、必不可少的病原学检查。

2. 让学生关注此患者不典型的发病过程，改变学生们看待疾病的观念（典型的疟疾发作为寒战－高热－出汗退热 3 个连续过程），疾病发生具有个体差异，其他不当处理会导致不典型的临床表现，导致此现象的原因在于机体感染疟原虫特殊的免疫状态——带虫免疫。

3. 学生会忽略机体对病原体感染的防御反应，带教教师可以引导学生认知“带虫免疫”的概念，对第二幕疟疾疫苗、新型抗疟药概念的引入有帮助。

第二幕

当晚，主治大夫详细了解和分析老陈的发病经过后，急查了血液标本，血涂片镜检（如下图）报告发现疟原虫（未分型），随后老陈以疟疾转到感染内科。

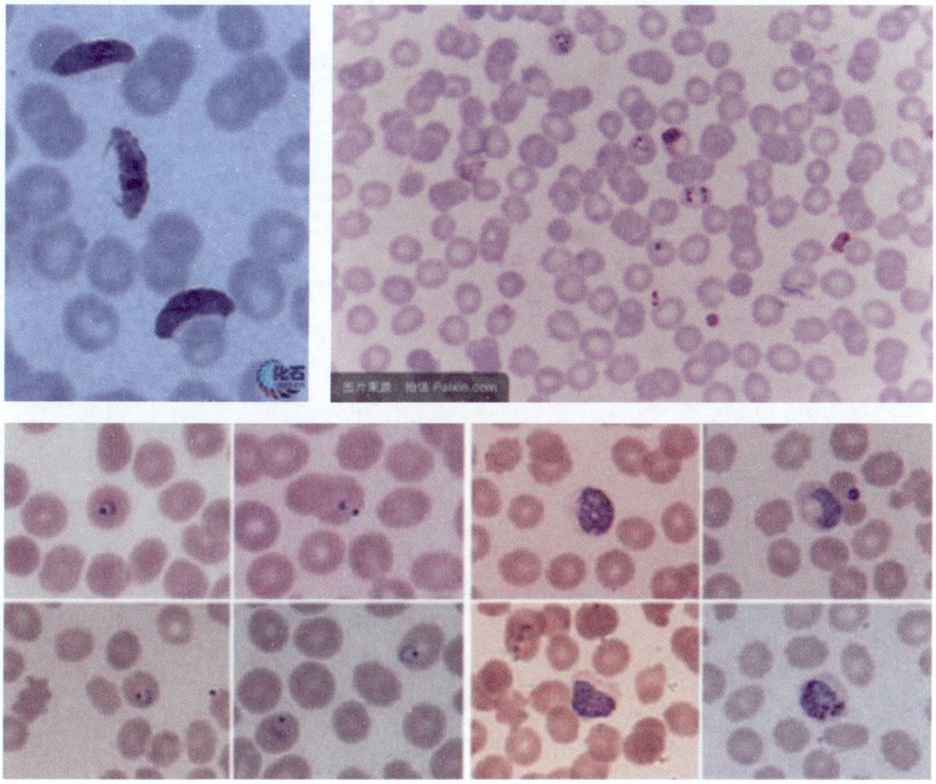

3月6日，玉林市疾病预防控制中心专业人员核实血涂片镜检诊断为间日疟、恶性疟合并感染。下午6：30注射青蒿琥酯120 mg，后2日每日注射60 mg，可怕的是老陈各项指标并无好转迹象，生命危在旦夕……难道遇见“超级疟疾”了？主治大夫即刻查阅资料，当机立断，加伯氨喹45 mg、阿莫地喹50 mg联合用药抗疟，4天后的血涂片镜检显示疟原虫密度开始降低，老陈病情终于不再继续恶化，与死神擦肩而过。老陈自述：“得了疟疾可谓生不如死，用药后腰就像断了一样，浑身发飘……”

3月16日，老陈好转（各项检验指标趋于正常），正确的诊断和联合用药在危急时刻控制住了病情，挽回了他的生命。医生告诉他，他是幸运的，他在非洲同时感染了间日疟和恶性疟，如果再来晚些，发展为脑型疟，就真的是“恶魔附身”，极有可能丧命，国内就有这样的患者因诊断不明、延误治疗而死亡。出院时大夫对他反复强调要密切观察身体反应和变化，定期做血样复查，如出现溶血反应立即就医，刻不容缓。

死里逃生的老陈惦记着在非洲和他一起工作过的工友们，他赶紧把自己噩梦般的经历，尤其是在院期间医生们给他普及的疟疾知识转达给他们，让他们远离“恶魔”。

关键词

疟原虫（Plasmodium）

疟疾

超级疟疾（super malaria）

脑型疟（cerebral malaria）

青蒿琥酯

伯氨喹（primaquine）

阿莫地喹（amodiaquine）

重点议题 / 提示问题

1. 什么是疟疾？典型的疟疾发作表现是什么？（疟疾再燃与复发的概念）

2. 疟原虫生活史发育有何特点？主要的致病机制是什么？

3. 如何及时有效地诊断（采血时间点的把握）和治疗疟疾？主要的抗疟药有哪些？其主要副作用是什么？

4. 抗疟药的作用机制是什么？

5. 防治疟疾的基本策略是什么？现在我国驻非援助人员和外出务工越来越

多，关于在非洲发生疟疾的传言也是满天飞。在非洲的疟疾究竟有多严重？去非洲工作就一定会得疟疾吗？在非洲需要采取哪些措施预防疟疾？

6. 在疟疾的防治工作中，哪些是重中之重？我国疟疾的流行状况如何？各级医院尤其是基层卫生防疫部门应该承担、发挥怎样的责任和作用？

7. 目前疟疾疫苗的种类及新型抗疟药的研究方向如何？

教师引导

1. 学生要结合第一幕的铺垫内容归纳总结疟原虫感染的方式、途径及其致病特点和机制，请带教教师适当引导。

2. 学生梳理各项检查指标时，教师要引导讨论疟疾的确诊依据，并希望学生能够思考还有什么其他诊断方法。

3. 虽然疟疾发作具有典型特征，但临床上疟疾患者常常表现为复杂不典型的临床症状，教师可以引导学生的批判性思维，结合教材典型病案描述，活跃诊疗思维，避免延误治疗。

4. 抗疟药的选用很关键，我国科研人员在此方面的研究功不可没，挽救了无数生命，引导学生查阅文献，结合疟原虫生理代谢特点讨论抗疟药机制。

5. 从疟疾全球分布特征及其严重危害性入手，鼓励学生讨论疾病预防的重要性，并尝试制订合理并可实施的防治策略，了解疟疾疫苗的研发和新型抗疟药研制方向。

四、参考资料

1. 全信斌，卢耀娟，詹晓瑜，等. 1 例输入性恶性疟疾病例的调查报告. 中国热带医学，2011，11(9)：1170-1170.

2. 邓星超，秦忠营，王宇峰. 疟疾病例 1 例报告. 应用预防医学，2008，14(1)：16-16.

3. 姚立农，张玲玲，阮卫，等. 浙江省 5 例输入性疟疾误诊病例的病原学诊断分析. 中国寄生虫学与寄生虫病杂志，2013，31(3):221–223.

4. Blasco B, Leroy D, Fidock DA. Antimalarial drug resistance: linking *Plasmodium falciparum* parasite biology to the clinic. Nature Medicine, 2017, 23(8):917–928.

5. Wang S, Dossantos A, Huang W, et al. Driving mosquito refractoriness to *Plasmodium falciparum* with engineered symbiotic bacteria. Science, 2017, 357(6358): 1399–1402.

6. Matthews K, Duffy SP, Myrandlapierre ME, et al. Microfluidic analysis of red blood cell deformability as a means to assess hemin-induced oxidative stress resulting from *Plasmodium falciparum* intraerythrocytic parasitism. Integrative Biology Quantitative Biosciences from Nano to Macro, 2017, 9(6):519–528.

7. Rathnapala UL, Goodman CD, Mcfadden GI. A novel genetic technique in *Plasmodium berghei* allows liver stage analysis of genes required for mosquito stage development and demonstrates that de novo heme synthesis is essential for liver stage development in the malaria parasite. PLoS Pathogens, 2017, 13(6): e1006396.

五、PBL 带教前会议记录

参加者：案例撰写者，模块负责人，带教教师

案例名称：恶魔缠身

会议内容

（一）主要议题（如：案例文化背景，需要注意的问题，针对学生特点需要重点做哪些引导等）

本案例根据文献和真实病例编写，展示了患者外出非洲务工返乡后突发疟疾后的一系列病情变化、疾病诊断与治疗过程。内容涉及输入性疟疾监测缺失，首诊医师（乡村个体医师）对疟疾认识不足、防范意识薄弱导致病情延误，这些因素险些造成患者死亡的严重后果。

本次参与讨论的学生已经完成人体结构、生理、生化等基础相关课程的学习，也具备免疫学和病理学及自然地理的相关基础知识。在前面的寄生虫学章节的学习中对寄生虫及寄生虫病的基本概念有一定的认知和理解。

（二）案例重点问题（如：主要学习目标，如何达成，遇到困难的处理预案）

疟原虫的生活史、致病性、诊断和防治是本案例的核心学习内容。临床数据会刺激学生更宽更深地学习的可能性。引导学生从复杂的疾病演变中提炼、归纳疟原虫生活史要点，从临床检查结果、表现中推导并理解疟原虫致病机制、用药原则，从而达成主要学习目标。脱离个体患者，从疾病整体扩展考虑到疾病防治、疫苗、新药研发可能有困难，学生容易受限于细微的问题讨论，带教教师需及时引导。

（三）其他

疾病的鉴别诊断不宜讨论过久，关注重点议题，深度讨论病因和机制，围绕疟疾核心问题进行。

六、PBL 带教后会议记录

参加者：案例撰写者，模块负责人，带教教师

案例名称：恶魔缠身

会议内容

（一）案例使用反馈

1. 案例优点

（1）讨论进程流畅，完成学习目标与相关议题；总体讨论过程为事实 – 问题 – 假设 – 目标。

（2）诊断在第二幕出现，能激发学生讨论。

2. 案例存在的问题（医学专业问题、文字表达，从学生的视角出发存在的问题）

（1）学生认为案例较简单，没有太激发发散性思维；建议改写成死亡案例，引发兴趣和探究欲；本案例改编自真实案例，后期修改时可考虑学生的反馈，查阅相关资料，使案例引人入胜、内容充实。

（2）寄生虫学专业老师带教，学生很明确知道是寄生虫性疾病，会降低探索的乐趣。（撰写老师希望带教后获得案例讨论的详细情况、学生更直接的需求，有利于案例的修改完善，以备今后其他老师带教时使用。）

（3）学生较少关注和思考疟疾全球范围内的危害和流行现状，P、B 层面讨论少，未深入，更多关注疾病细节问题，仅仅提及防治问题，但未作为重点议题。

（4）学生认为案例中各项检查指标没有特异性，没有讨论热情，但这是寄生虫病的普遍表现，带教教师适当的引导很重要，由此探讨寄生虫感染的免疫特点。

3. 意见或修改建议

（1）案例中血常规等实验室检查数据没有给出正常参考值范围，影响学生对案例的解读和探索，学生要求给出正常值。（我们应鼓励学生记忆和理解常规实验室检查数据，以便更好地综合分析整理案例线索，理解疾病发生发展的本质。）

（2）胆红素代谢部分学生在之前的模块中没有具体地学习过，但常常出现在疾病诊断的资料里，需要学生掌握和理解，可以作为本案例的学习目标。

（3）学生在遇到经蚊虫叮咬、非洲地区的传染病时，不太愿意讨论，应该适当引导。

（4）免疫学机制学生未提出。（是否要在案例中给予提示？）

（5）讨论时间第一幕比较长，大概需要 40 分钟，第二幕比较短，20 分钟左右，可以在教师版“建议分配时间”部分添加。

（6）部分学生以为学习内容少，预留的学习时间少，但学习后发现内容很多；学生的课业量大，由于时间不充分，导致不能有效阅读、整理已查阅的资料，有拆东墙补西墙的无奈，建议模块根据学生的学习情况及各位老师的反馈，对课程安排包括时间、内容、教授方式进行评估与反思，从而改进。

（二）学习目标完成情况

学生通过分享能完成学习目标，部分讨论深度不够。

（三）学生表现

1. 整个过程顺利，第一幕理不清头绪，讨论平淡，热情度低；第二幕内容较少，学生提前完成讨论。

2. 正值有考试在同时间段内，学生平均学习时间 3 ~ 5 小时，因案例设计目标内容信息量不多，学习目标基本完成，但学习深度与内化有欠缺。

3. 每位学生均能积极参与，分享和板书半脱稿，对胆红素的代谢能流畅地以绘图和讲解的方式完整表达。

4. 归纳总结的能力欠佳，对所涉及的疟疾感染、致病性、诊断和防治及疟原虫生活史要点不能很好地融会贯通，无法完全内化理解整个案例所展示出的核心内容。

七、PBL 课后学生形成的学习目标

第一幕

1. 掌握热型的分类及其变化特征。

2. 了解常见蚊媒传播的病原体、引起的常见疾病以及预防蚊虫叮咬的方法。

3. 了解血液生化检查的内容和各项指标的正常值，并解释案例中相应指标的临床诊断意义。

4. 了解尿胆原及尿胆红素的概念，并用流程图表示其代谢途径。

5. 了解 B 超检查结果的临床诊断意义。

6. 了解急性胆囊炎的临床症状。

第二幕

1. 掌握疟原虫的分型标准、生活史、致病机制和诊断标准。

2. 掌握疟疾的病因、发病机制、传播（传播方式及传播途径）、临床症状、病程发展、诊断及鉴别诊断、治疗方法及预后。

3. 掌握疟疾的流行（流行季节及高发地区）和预防方式。

4. 掌握抗疟药物（青蒿琥酯 + 伯氨喹）的药理作用、副作用及用药禁忌证。

5. 针对疟疾，思考并分享“如何科普疟疾相关知识”。

6. 思考并分享“如何在首次诊疗时避免将疟疾误诊为普通感冒”。

八、PBL 课后学生对案例的反馈

案例第一幕首先交代了患者发病前的工作地点“非洲安哥拉”，这会让我们联想到非洲是一个流行病肆虐的地方，大致猜测患者所得的是一种流行性疾病。而“高温湿热”“多蚊虫叮咬”则让我们推测此种流行病的传播媒介是蚊子，因为潮汕地区有过较大规模登革热暴发的历史，并且登革热正是通过蚊媒传播的疾病，所以我们最先怀疑登革热，并提出了“了解常见蚊媒传播的病原体及如何防止蚊虫叮咬”这个学习目标。患者起病的主要症状为“发热”，并说明“体温波动在 38.0 ~ 39.2 ℃”，我们猜测此种疾病的典型症状之一是类似的体温变化，所以我们列出“掌握发热的分类及其变化特征”。而接下来患者首次接受诊疗时，由于“医生是熟人，很快给输了液”，我们推测首诊医

生并没有详细地询问过患者病史，这导致了相应的对症治疗后病情反复，并可能耽误患者病情，所以“如何在首次诊疗时避免将疟疾误诊为普通感冒”就尤为重要。而患者病情变化的快速程度让我们都措手不及，继而出现“浓茶样尿”等提示病变可能位于肝、胆部位，所以医生开具了“腹部 B 超”及一系列的血液常规、血液生化及尿液检查，因为我们此前对血液常规这一方面了解甚少，知识积累不足，讨论很难进行下去，故直接列为学习目标。直至此时，我们都还不能对患者做出诊断。

案例第二幕“通过仔细分析发病经过”，医生似乎有所怀疑地“急查了血液标本”，发现了疟原虫（未分型）。基于“疟原虫（未分型）”，我们提出“疟原虫的分型标准、生活史、致病机制及诊断标准”。经过疾病预防控制中心的核实，患者的诊断得以明确——疟疾，后续经过一系列的药物治疗，患者逐步痊愈。所以我们提出“掌握疟疾的病因、发病机制、传播、临床症状、病程发展、诊断、治疗及预后”的目标来详尽地学习疟疾相关的知识。对于治疗过程中患者出现“打完针后腰就像断了一样、浑身发飘，我们猜测可能是治疗药物的一些副作用，因此对于治疗方法中的抗疟药物——青蒿琥酯和伯氨喹，我们也提出了“了解其药理作用、副作用及用药禁忌证”这个与临床密切相关的学习目标。案例的最后，患者的内心历程则提示我们“应该怎么样去普及疟疾相关的知识”并让普通群众有预防的意识。

回过头来看，整个案例篇幅适中，两幕内容分配及详略得当，剧情发展合理。案例让我们关注到不同地域流行性疾病谱的不同，要重视患者的地区经历。除此之外，还让我们了解了接诊时详尽询问患者病史的重要性。

但在具体的细节方面可以进行改良，使案例的表现更贴近临床。例如，在描述体温的变化时可以采用体温曲线，更能直观地展现体温变化的规律；在列举血液常规、血液生化及尿液检查时也可以采用临床上使用的表格形式；在学习过相关超声知识后，可以将超声影像清晰的图片纳入案例。

心血管与呼吸模块

案例

心血管与呼吸模块介绍

【课程模块的概念】

本课程是心血管与呼吸模块的整合课程。课程主要整合了心血管与呼吸的生理学、病理学与病理生理学、影像学表现，常见心血管与呼吸疾病的药物治疗基础（药理学）以及治疗原则（内科学）。

【课程模块的目的】

完成本模块学习后，学生应该能够：

1. 描述心脏和血管的血流动力学、心脏泵功能及血压的形成和调节机制。

2. 从心脏生理学角度解释常见心血管系统疾病的临床表现、主要发病机制及有关诊治原则。

3. 解释心脏动作电位形成的机制，描述正常心电图的特点及在诊断心律失常等疾病中的意义。

4. 描述和辨认心血管常见疾病（动脉粥样硬化、冠心病、高血压性心脏病、心瓣膜病、心肌炎、心肌病等）的基本病理变化、血流动力学改变、影像学特征以及诊疗原则。

5. 阐述常见心血管疾病的药物治疗学基础。

6. 描述肺通气、体内气体交换和气体运输的基本过程及影响因素；阐述呼吸运动调节的基本机制；应用呼吸生理学知识解释常见呼吸系统疾病的主要发病机制、症状及有关诊治方法。描述和辨认常见呼吸系统疾病（肺炎、肺癌、尘肺等）的基本病理变化和影像学特征。

7. 利用血气分析诊断呼吸衰竭，一重、二重酸碱平衡失调。

8. 根据患者的临床表现和辅助检查结果诊断肺炎和慢性阻塞性肺疾病（COPD），列出社区获得性肺炎（CAP）及医院获得性肺炎（HAP）的常见病原体。

9. 阐述常见呼吸系统疾病的药物治疗学基础。

【课程计划】

本课程设置在临床医学专业大学三年级上学期进行，共 80 学时，其中理论课 71 学时，实验课 9 学时。

【学习情境】

通过讲授、案例讨论、实验课等方式进行学习。

PBL 案例教师版

一样的命运，不一样的结局

课程名称：心血管与呼吸模块

使用年级：三年级

撰 写 者：林常敏　吴北燕

审 查 者：PBL 工作组

汕头大学医学院
ShanTou University Medical College

一、案例设计缘由与目的

（一）涵盖的课程概念

法洛四联症（tetralogy of Fallot，TOF）指的是“肺动脉狭窄、室间隔缺损（VSD）、主动脉骑跨、右心室流出道（RVOT）梗阻”，占先天性心脏病的7% ~ 10%。接受手术修补的新生儿或小婴儿近期结局好，围术期死亡率为0% ~ 3%，未经手术修补的TOF患者存活率低，半数受累个体会在几岁以内死亡，多数未经纠正的患者不能活到30岁。接受手术矫治的TOF患者虽然存在心脏并发症的风险，但长期存活率很好。从流行病学的角度看，本案例中两个TOF患儿因为出生于不同的家庭、接受不同的临床处理方式，出现两种不同的结局，让人唏嘘，进而促使我们思考相关的医疗卫生制度、伦理问题。

TOF的生理学影响很大程度上决定于RVOT梗阻的程度。如果血液流向梗阻的RVOT的阻力小于流向主动脉进入体循环的阻力，则血流将自然地从左室向右室分流，从而进入肺血管床，还有相关的循环方面的病理、病理生理知识，是一个非常好的循环系统基础知识学习的切入点。

因此在本案例中，关注的重点不只是TOF本身，而是由此引申的医疗制度、生命伦理、循环系统病理和病理生理基础知识等的整合。

可继续再延伸的概念：

学生在已经学习过的解剖、组织学、心血管胚胎发生知识的基础上，可以进一步探讨循环系统生理学、病理学、病理生理学、儿科学等学科的有关概念，探讨新生儿先天性心脏病的筛查制度、医保制度等内容。

（二）涵盖的学科内容

人体结构层面　心脏的胚胎发生过程、心脏结构

生理层面　新生儿、幼儿循环系统的特点

病理生理学层面　TOF的病理生理学改变

行为层面　不同家庭对待先天性心脏病等先天性疾病的态度、医保的覆盖

人群层面　先天性心脏病的流行病学

（三）案例摘要

本案例描述两个TOF的患儿，一个生活在城市，家境富裕，另一个在农村，家境贫寒。两个孩子患有相同的疾病，经历了不同的就医过程，出现截然不同的疾病结局。案例从两个妈妈怀孕六七周时感冒切入，之后城市的小李娃在医院顺产，农村的小英娃在家接生，都是女孩，出生时都罹患 TOF。小李娃按规定 42 天到医院体检发现先天性心脏病 TOF；小英娃则到 1 岁多因为晕厥到医院就诊才确诊。小李娃家庭经过一番思想斗争，最后接受医生建议，给患儿行手术治疗，预后良好；小英娃的爸爸则因为经济、性别等原因拒绝治疗，“回家等死”。一样的命运，不一样的结局。

（四）案例关键词

发绀（cyanosis）
先天性心脏病（congenital heart disease）
法洛四联症（tetralogy of Fallot）
医疗保险（medical insurance）

二、整体案例教学目标

（一）学生应具备的背景知识

本案例在“心血管与呼吸”模块中设置，学生在之前对于心血管解剖学、组织学、胚胎学已经有了一定的基础知识积累；在 TBL 讨论中接触过 TOF 的案例，粗略讨论了其病理、病理生理改变，同时主动学习班对 PBL 的学习方式已有很深的理解和熟练的应用。

（二）学习议题或目标

1. 群体 – 社区 – 制度（population，P）
医保制度如何保障小英娃之类患者的权益，避免类似悲剧的发生？
2. 行为 – 习惯 – 伦理（behavior，B）
重男轻女现象。
3. 生命 – 自然 – 科学（life science，L）

（1）先天性心脏病的诱因、种类

（2）心脏胚胎发育过程

（3）先天性心脏病的临床特点，从病理生理角度解释以上特点

（4）TOF 对循环系统的影响，手术时机、近期和远期治疗效果

（5）不同家庭背景、医保制度下两个孩子不同疾病结局的思考

（6）先天性心脏病超声影像诊断标准

（7）常见的先天性心脏病类型

三、整体案例的教师指引

本案例涵盖知识点较多，生命科学层面包括心脏胚胎发育，先天性心脏病的病因、分类、临床特点、治疗时机等，学生可能因内容过多而略过某些可讨论点，需要带教教师细心关注，适时提示引导，分享时也需让学生注意知识的内在逻辑。案例中的信息不足以让三年级的学生清楚地诊断出 TOF，但可在分享完成后鼓励学生尝试做出诊断。

讨论如何保障小英娃之类患者的权益、农村“重男轻女”现象可帮助学生更全面地认识医疗中的非医学知识问题，也同样需要学生的关注。学生可能因对生命－自然－科学层面的知识讨论过多，而在第二幕的讨论中对人文议题关注不够，需要带教教师进行提示引导。此外，也需引导学生关注：作为医生，如何体现同理心？贫穷的小英一家可以从哪些途径筹集到治疗费用？

第一幕

初春，流感又汹汹来袭。在粤东某市区，怀孕 6 周的小李不幸“中招”，好在休息几天后症状慢慢缓解。同时间，家住在农村的小英也经历了一样的流感，尽管她已经怀孕 7 周了，但她忙于照料家中的老人和 5 个小孩，无暇休息，好在感冒也很快痊愈。

几个月后，小李在市妇幼保健院足月顺产下一女婴，一家子为这个姗姗来迟的孩子充满了感恩。10 km 外的小英也在同一周、在自家中顺产一女婴，婆婆和丈夫都没有好脸色，对他们而言，家里需要的是可以传宗接代的男孩。

两个孩子出生后都白白胖胖的，可是到满月后，慢慢地脸色变得比较暗淡。产后 42 天，小李娃遵医嘱来到医院体检，医生看到孩子嘴唇明显发青，脸色也比同龄人“黑”，仔细检查了心脏，听到明显的杂音，遂告诉爸爸妈妈，孩子可能存在先天性心脏病，需要检查心脏超声以确诊。小李夫妇吓坏了，和医生说孩子出生后一直很正常，什么问题都没有，刚刚称体重比同天出生的娃还重 500 g，会不会查错了？心脏超声检查提示先天性心脏病，转到儿科就诊。儿科医生安抚了小李夫妇，手绘了心脏的图示，就着图用通俗易懂的话给他们解释了孩子的病，夫妇俩总算接受了孩子“有病”，需要进行手术治疗的事实。但他们还是心存侥幸，希望回家商量再手术，医生告诉他们，一定要定期复查，以免错过最佳的手术时机。夫妇俩又咨询了手术费用的事宜，医生告诉他们，孩子有正常医保的话，费用大约是 1 万多元。夫妇松了一口气，这在他们的承受范围内。

小英娃则无忧无虑地长大，虽然全身皮肤越来越黑，但爸妈也不以为然，认为娃就是这样的肤色。好在身体状况还行，偶尔感冒，但从不像隔壁家的小孩，动不动就肺炎住院，他们最骄傲的是 6 个孩子都在家出生，偶尔有小感冒自己在家喝凉茶就对付了，从来不用去医院。1 岁多时，小英娃随着哥哥去田里玩，突然脸色发青，不省人事，经卫生院转送到市内医院，检查后确诊了和小李娃一样的病。小英爸爸听说孩子的病情和费用，当即沉下了脸，表示孩子是超生的，没有医保，把全家卖了也凑不齐 10 万元巨款的手术费。

关键词

发绀

先天性心脏病

超生

医疗保险

重点议题 / 提示问题

1. 先天性心脏病的诱因、种类是什么?

2. 心脏胚胎发育过程是什么?

3. 先天性心脏病的临床特点是什么?从病理生理角度解释以上特点(根据解剖解释血流动力学改变)。

4. 医保制度如何保障小英娃之类患者的权益,避免类似悲剧的发生?

5. 先天性心脏病超声影像诊断标准是什么?

6. 常见的先天性心脏病类型有哪些?

教师引导

1. 怀孕 6 周时,胚胎发育到哪个阶段?哪些器官、系统正处于关键发育时期?容易出现哪些发育缺陷?

2. 对于超生的孩子没有医保,你怎么看?

第二幕

小李夫妇带着娃回到家,爷爷奶奶听说病情都不肯相信,到处寻找偏方,希望可以免除可怕的手术。日子一天天过去,孩子的脸色越来越难看,嘴唇也不复之前的红润,逐渐变得发黑,但是活动、生长、进食仍和正常同龄人无异。就在孩子 15 个月、学会走路后 1 周,奶奶带着孩子来到小区游乐场玩,兴奋过度的小李娃突然晕倒,再次被送到医院。家人终于在医生的劝说下接受了手术。术后小李娃在家人的精心照料下,正常成长。

10 km 外的小英娃,随着年龄慢慢长大,晕厥的次数越来越多,她无法像同龄人一样蹦蹦跳跳,太剧烈的活动都会让她晕过去,有时候太难受了,她会求妈妈带她去医院“吸氧”，这样让她舒服很多。她也泪汪汪地问妈妈什么时候病能够好，妈妈抱紧了女儿，想起最后一次去市内医院住院时丈夫的话“就是有医保也不报这个钱，女儿都是赔钱货，回家等死吧！”

一样的命运，不一样的结局。

关键词

晕厥（syncope）

手术治疗（surgical treatment）

重点议题 / 提示问题

1. TOF 对循环系统的影响是什么？手术时机、近期和远期治疗效果是怎样的？

2. 思考不同家庭背景、医保制度下两个孩子不同的疾病结局。

3. 思考重男轻女现象。

教师引导

1. 为什么小李娃的脸色会越来越难看，并在 15 个月时出现晕倒？

2. 吸氧对小英娃的意义是什么？

四、参考资料

1. 邹仲之，李继承 . 组织学与胚胎学 .8 版 . 北京：人民卫生出版社，2013.

2. 朱大年，王庭槐 . 生理学 . 8 版 . 北京：人民卫生出版社，2013.

3. 李玉林 . 病理学 . 8 版 . 北京：人民卫生出版社，2013.
4. 王卫平 . 儿科学 . 8 版 . 北京：人民卫生出版社，2013.
5. 白人驹，徐克 . 医学影像学 . 7 版 . 北京：人民卫生出版社，2013.

五、PBL 带教前会议记录

参加者：案例撰写者，模块负责人，带教教师

案例名称：一样的命运，不一样的结局

会议内容

（一）主要议题（如：案例文化背景，需要注意的问题，针对学生特点需要重点做哪些引导等）

案例作者介绍三年级主动学习班学生基本分组和知识背景：学生学习了心血管解剖学、组织学、胚胎学相关的知识。

（二）案例重点问题（如：主要学习目标，如何达成，遇到困难的处理预案）

儿科医生介绍先天性心脏病的病因、法洛四联症（TOF）病理生理学改变、医保制度的必要性。

带教教师提出有关建议：案例中的信息不足以让三年级的学生清楚地诊断出 TOF，故而可能难以准确地提出第二幕的重点议题——TOF 对循环系统的影响，手术时机、近期和远期治疗效果。建议增加心脏杂音的特点及超声影像的特点，使学生意识到先天性心脏病的学习重点，且最终能延伸到 TOF。

六、PBL 带教后会议记录

参加者：案例撰写者，模块负责人，带教教师

案例名称：一样的命运，不一样的结局

会议内容

（一）案例使用反馈

1. 案例优点

（1）整体讨论进程在老师的引导下相对比较顺利，基本能完成目标与相关议题。

（2）案例故事情节设置较好，能引起学生的讨论兴趣。

2. 案例存在的问题（医学专业问题、文字表达，从学生的视角出发存在的问题）

（1）案例没有对杂音进行具体的描述，超声心动图也缺乏关键性的提示诊断，故而对于医学学习目标到底是整个先天性心脏病都要学习还是把某种特殊类型先天性心脏病作为学习重点不好把握，最后只能是在教师引导下才能列出 TOF 相关的学习目标。

（2）第二幕的治疗方面的信息涵盖较少，学生只能讨论出医保制度相关的人文方面的一些议题，而且大家提出这个议题在别的课程中已经有过反复讨论，故而第二幕难以激发他们进一步讨论的兴趣。

（3）人文情景描述太多，但议题并不多，显得笔墨有些重复。

（4）专业知识和信息相对少，学生反映感觉和大一的案例差不多，希望在难度和深度上有些加强。

3. 意见或修改建议

(1) 案例第一幕增加心脏杂音的特点、TOF 超声心动图的影像学表现或是直接给出 TOF 的明确诊断。

(2) 第二幕的治疗方面增加医生和家属商量小李娃手术日期选择的相关情节，增加家属术前对手术后恢复的担忧等信息，便于引导学生讨论到 TOF 手术时机及近期和远期的治疗效果。

（3）人文描述适当精简浓缩。

（4）本次课基本上全用于分享专业知识，最后几乎没时间分享人文方面的内容，只是简单提了几句。一个原因是专业内容相对比较多，花了太多时间；更主要的原因是学生们对这方面兴趣不是太大，既不愿意花太多时间去查找这方面的资料，也不愿意花太多时间去学习；还有一个重要的原因是这方面有趣而丰富的资料很难找。

（二）学习目标完成情况

1. 本案例人文情景描述挺多，但提前设定的议题只有 1 个，2 组学生基本都能列出，甚至列出更多的议题。

2. 本案例在专业信息方面不太够，学生也限于专业知识的不足，难以判断诊断为 TOF，所以在这方面的目标相对宽泛一些，会将整个先天性心脏病都作为学习目标。

（三）学生表现

1. 学生都比较熟悉流程，不用多介入，学生们就能很流畅地将课程进行下去，也会争取尽量发言，表现自己的主动性。但限于一些专业知识的不足，以及案例信息不太够，还是有几个同学发言少而无效。

2. 大家讨论时，有时候抓不住重点，让记录员无从下笔。

3. 对案例的优劣，学生们也能进行有理有据的评价，非常不错。

4. 在本次分享讨论前，学生平均学习时间为 8 ~ 10 小时，主要看教科书，查找一些专业网站，下载了一些视频学习。

5. 由于案例不太具体，使得目标定得有些宽泛，学生们查找的资料都相对不太全面和系统，学习深度与内化不够；但通过大家的互相补充，也理出了一个轮廓。

6. 整体分享讨论过程流畅，每位学生均能积极参与，讨论气氛比较好，互相补充，基本顺利完成学习目标。

7. 某同学将先天性心脏病进行了分类，并画图讲解，很好地理解了先天性心脏病带来的病理生理变化，非常棒。

8. 时间掌控比较好，在规定的分享时间快到时，会加快进度结束。

七、PBL 课后学生形成的学习目标

A 组

1. 了解产检、孕检常规检查项目以及新生儿体检项目。
2. 掌握先天性心脏病的分类、病因、疾病发展、治疗、预后和鉴别。
3. 学习流感对胎儿发育的影响及孕妇可接受的治疗。
4. 学习胎儿心脏发育时期。
5. 了解孕妇的孕期分期。
6. 了解超生的相关医保政策。
7. 了解先天性疾病治疗相关国家政策。

B 组

1. 学习流感对胎儿的影响。
2. 学习胚胎心脏发育、血液循环和动脉导管闭合时期。
3. 学习胎儿免疫力的形成。
4. 掌握先天性心脏病的病因、症状、体征、疾病发展、治疗和预后。
5. 了解医院吸氧的作用、氧气占比和适应证。
6. 了解中国城乡的医疗条件。
7. 了解超生的相关医保政策。

八、PBL 课后学生对案例的反馈

本案例细致地体现了两个不同背景的家庭患儿发病、就诊和最终结局，内容比较丰富。我们认为比较突出的优点是学习目标贴近当时的学习内容，人文方面很贴近现实生活。

案例的学习内容贴近当下所学模块“心血管与呼吸”的先天性心脏病，同时涵盖了诊断学、心脏病学等相关内容。

同时案例仍然对我们存在较大的挑战。我们认为案例部分内容逻辑不合理，比如故事中两位主人公的命运并不一样，正是由于家庭背景不同，才会导致他们的结局不同，这部分内容与案例命名不一致；案例第一幕提供的临床症状比较少，指向性不明确，建议可以明确提出该病诊断为“法洛四联症”；另外，建议第一幕提及心脏超声时，提供相应的心脏超声图，便于讨论的进行；案例在设置人文内容时，不应该把重男轻女作为学习重点，这与医生的职业联系较小，我们认为可以更多地关注农村和城市的就诊情况及超生相关的医保政策，并且案例可以将主人公小英父亲重男轻女的表现转移到家长不重视小孩生病这一方面，更有利于我们思考宣教方式；建议在结局加入医生为小英家庭提供一些帮扶的医疗机构这一渠道，既符合案例发展，也更能引发学生思考。

PBL 案例教师版

佟先生的痛

课程名称：心血管与呼吸模块

使用年级：三年级

撰 写 者：黄展勤

审 查 者：PBL 工作组

汕头大学医学院
ShanTou University Medical College

一、案例设计缘由与目的

（一）涵盖的课程概念

以心绞痛为代表的缺血性心脏病在全球范围内都是严重影响人类健康的重要疾病。缺血性心脏病有高血脂、动脉粥样硬化的生物学病变基础，社会 – 心理等层面在其发生发展以及防治等方面也有重要的作用。本案例以一个长期不健康饮食、有不良生活习惯的包工头心绞痛发作为情景，使学生通过案例，在“群体 – 社区 – 制度”层面关注现在生活水平提高的社会背景下人群的健康状态；在“行为 – 习惯 – 伦理”层面思考健康生活方式的宣教和普及的行为和伦理问题；在“生命 – 自然 – 科学”层面对动脉粥样硬化的病理，缺血性心脏病的病理，抗动脉粥样硬化药与抗心绞痛药的药理机制、临床应用和不良反应有深入的理解和认识。

可继续再延伸的概念：

学生在本模块以及本案例学习了缺血性心脏病基本的基础医学知识的基础上，还可以在临床核心模块或高年级的同学中讨论更深层次的涉及内科学、影像学等临床学科的知识，以及应用这些知识指导临床疾病的治疗和管理。

（二）涵盖的学科内容

组织与病理学层面　动脉的组织结构是什么样的？动脉粥样硬化的病理学表现有哪些？动脉粥样硬化发生的病理生理学机制是什么？

生理层面　心脏冠脉循环和心脏泵功能的生理学机制是什么样的？

生物化学层面　血脂的代谢及其调节机制是什么？

药理学层面　抗动脉粥样硬化药物和抗心绞痛药物的作用机制是什么？不良反应有哪些？

内科学层面　冠心病的治疗原则是什么？

行为层面　该如何进行健康生活方式的宣教？

人群层面　该如何对高血脂、动脉粥样硬化和缺血性心脏病患者进行健康管理？

（三）案例摘要

佟先生，47 岁，建筑队的包工头，平素喜欢油腻食物，几乎从不体育锻炼。26 年吸烟史，每天抽烟 1 包。半年来多次胸部疼痛发作，初时休息可缓解，未到医院诊治。2 周前在连日劳累后凌晨睡眠中胸痛发作，较前程度加剧，伴出汗，感气促。疼痛持续 10 余分钟仍不见好转，自行含服速效救心丸后约 1 分钟，呃逆后疼痛逐步缓解。到全科医院就诊，发现血脂增高，血压和血糖正常。常规心电图无异常，运动负荷心电图阳性。医生给予阿司匹林、美托洛尔、硝酸异山梨酯（消心痛）和阿托伐他汀治疗，并嘱咐要戒烟、低脂饮食。

（四）案例关键词

高血脂（hyperlipidemia）
动脉粥样硬化（atherosclerosis）
心绞痛（angina pectoris）
抗心绞痛药（antianginal drug）
调血脂药（lipid-regulating drugs）

二、整体案例教学目标

（一）学生应具备的背景知识

本案例在“心血管与呼吸”模块中设置，模块整合了心血管的生理、病理、影像学和超声、药理学、内科学等内容。学生已学习了“基础学习”模块中的血脂代谢的生物化学的内容，还学习了 α、β 肾上腺素受体的生理学知识。同时主动学习班对 PBL 的学习方式已有很深的理解和熟练的应用。

（二）学习议题或目标

1. 群体 - 社区 - 制度（population，P）
在中国（或世界）范围内，心血管疾病的易患人群的健康情况是怎样的?
2. 行为 - 习惯 - 伦理（behavior，B）
应如何正确有效地进行健康生活方式的宣教与管理?
3. 生命 - 自然 - 科学（life science，L）
（1）胸痛的原因有哪些?

（2）从患者胸痛的性质、持续时间和部位以及伴随症状，再结合体格检查发现，对佟先生的胸痛做出可能的最初诊断与基本的鉴别诊断。

（3）血脂的代谢及其调节机制是什么？

（4）血脂的正常范围以及高血脂的诊断标准是什么？

（5）动脉粥样硬化形成与脂质代谢异常的关系是什么？动脉粥样硬化的病理生理机制及其与冠心病胸痛的关系是什么？

三、整体案例的教师指引

本案例分成 2 个剧幕，涵盖不同的概念及学习议题，让学生考虑后面所述的三个层面：① 群体－社区－制度；② 行为－习惯－伦理；③ 生命－自然－科学。案例第一幕较多描述主人公的生活习惯、发病症状及各项指标，可引导学生着重讨论心血管相关的内容，如有可能，鼓励学生做初步诊断，亦可适当进行鉴别诊断；在第二幕中，主人公明确了诊断并进行了治疗，这一幕的重点应放在疾病的治疗上。除此之外，应鼓励学生思考如何通过生活习惯的改变预防疾病的发生以及如何向公众进行有效的宣教。

第一幕

佟先生，47 岁，是一个建筑队的包工头，平素喜欢油腻食物，几乎从不体育锻炼。每天抽烟 1 包，已有 26 年。去年冬天，佟先生饱餐后走到室外，他打了一个寒战，接着就感到胸部疼痛，犹如大石头压在胸口，同时感到左手指尖麻木，不敢继续行走，原地休息约 5 分钟后疼痛逐步消退。此后，类似情况在 1 个月内又发生 2 次，但没有到医院诊治。2 周前佟先生连日劳累后凌晨睡眠中突然再次感到胸痛，较之前程度加剧，微微出汗，稍感气促。疼痛持续 10 余分钟仍不见好转，自行含服速效救心丸后约 1 分钟，呃逆后疼痛逐步缓解。因为在电视中看到多次报道名人猝死家中，引起他和家人的重视，于是到全科医院门诊就诊。

体格检查：身高 174 cm，体重 89 kg，腹围 100 cm。血压 135/85 mmHg，心率 84 次 / 分，心、肺、腹部查体未发现异常。

血脂测定：三酰甘油 1.9 mmol/L（0.56 ~ 1.7 mmol/L），总胆固醇 11.1

mmol/L（3.1 ~ 5.7 mmol/L），HDL 0.6 mmol/L（0.9 ~ 2 mmol/L），LDL 8.8 mmol/L（0 ~ 3.4 mmol/L），空腹血糖 5.8 mmol/L（3.6 ~ 6.1 mmol/L）。常规心电图无异常。运动负荷心电图：阳性。

关键词

胸痛（chest pain）

血脂（serum lipid）

重点议题 / 提示问题

1. 从患者胸痛的性质、持续时间和部位以及伴随症状，再结合体格检查发现，对佟先生的胸痛做出可能的最初诊断与基本的鉴别诊断。
2. 人体脂质代谢过程是什么样的？血脂正常范围是多少？
3. 如何诊断高血脂？
4. 冠脉循环的特点是什么？影响因素有哪些？
5. 脂质代谢异常与心血管功能改变间有什么关系？
6. 动脉粥样硬化的病理生理机制是什么样的？其与冠心病胸痛的关系是怎样的？

教师引导

1. 描述动脉粥样硬化形成与脂质代谢异常的关系。
2. 分析动脉粥样硬化的病理生理机制。
3. 描述人体脂质代谢过程及调节机制。
4. 描述血脂正常范围，诊断高血脂。

第二幕

佟先生拿着检查结果，回到接诊医生处。医生诊断为冠心病、心绞痛，给予佟先生肠溶阿司匹林、美托洛尔、硝酸异山梨酯（消心痛）和阿托伐他汀治疗。叮嘱佟先生在胸痛发作时需要立即舌下含服消心痛，并建议到心血管专科就诊。嘱咐他要戒烟、低脂饮食，用药 2 ～ 3 个月后复查血脂，如用药后胸痛仍发作，应提前复诊，以便调整治疗方案和进行必要的进一步检查。

关键词

阿司匹林（aspirin）
美托洛尔（metoprolol）
硝酸异山梨酯（isosorbide dinitrate）
阿托伐他汀（atorvastatin）

重点议题 / 提示问题

1. 冠心病的治疗原则有哪些？
2. 应如何治疗高血脂？
3. 治疗心绞痛的常用药物有哪些？其药物作用机制是什么样的？
4. 佟先生所用药物理论依据是什么？
5. 如何干预改变冠心病患者的生活方式？

教师引导

1. 列举治疗动脉粥样硬化的常用药物，分析药物的作用机制。

2. 列举治疗心绞痛的常用药物，分析药物的作用机制。

3. 通过关注和思考心血管疾病易患人群的医疗现状，针对如何干预改变冠心病患者的生活方式，发表自己的见解和建议。

四、参考资料

1. 李玉林 . 病理学 .8 版 . 北京：人民卫生出版社，2013.
2. 杨宝峰 . 药理学 .8 版 . 北京：人民卫生出版社，2013.
3. 葛均波，徐永健 . 内科学 .8 版 . 北京：人民卫生出版社，2013.
4. 查锡良，药立波 . 生物化学与分子生物学 .8 版 . 北京：人民卫生出版社，2013.

五、PBL 带教前会议记录

参加者：案例撰写者，模块负责人，带教教师

案例名称：佟先生的痛

会议内容

（一）主要议题（如：案例文化背景，需要注意的问题，针对学生特点需要重点做哪些引导等）

1. 介绍主动学习班学生基本分组和知识背景。

2. 介绍案例重点议题的设置。

（二）案例重点问题（如：主要学习目标，如何达成，遇到困难的处理预案）

1. 脂质代谢异常与动脉粥样硬化的关系，动脉粥样硬化与冠心病胸痛的关系。

2. 冠心病的治疗原则、治疗高血脂的药物以及作用机制。

六、PBL 带教后会议记录

参加者：案例撰写者，模块负责人，带教教师

案例名称：佟先生的痛

会议内容

（一）案例使用反馈

1. 案例优点

（1）整个案例的讨论相对比较顺利，能完成学习目标与相关议题。

（2）案例涵盖知识多，第一幕内容丰富，信息量多，能够激发学生讨论的兴趣。

2. 案例存在的问题（医学专业问题、文字表达，从学生的视角出发存在的问题）

第二幕的内容相对少，可讨论的空间不大。

3. 意见或修改建议

（1）案例第一幕，学习目标制订得相对多了些，因为学生已经在其他案例中分享过血脂代谢及其调节机制、动脉粥样硬化的病理生理机制。在本案例中对于这两个学习目标可以有新的层面的要求。

（2）案例第二幕，可展开的空间少，只给了药物的名称，学生对于这些药物不熟悉，建议给出一些药物的生化反应机制、基本作用方式，使得两幕能相对合理分配。

（二）学习目标完成情况

1. 第一幕重要的学习目标——脂代谢过程，学生没有提出，引导之后，学生注意到了这一学习目标。

2. 两幕大部分的学习目标都能达到。

（三）学生表现

1. 早期学生接触 PBL，他们会出现紧张、自卑、不敢发言，分析不到学习目标。经过 2 年的培训，他们大多数表现得比较积极，每位同学都有发言，只不过有的更多，有的相对少些。这时候他们容易出现一种情况，就是有的同学会经常打断别的同学发言，可能被打断的同学性格比较内向，每次发言都是鼓足勇气。

2. 第二次分享，一开始学生讨论的思路不是特别明确，不过后来及时提出讨论的流程，慢慢进入状态。

3. 第二次分享，有的同学用文献反驳教材已有的理论，双方各执己见，经带教教师的引导指出，要以教材为主，文献要注意发表的时间以及准确性。

七、PBL 课后学生形成的学习目标

A 组

1. 学习循环系统及呼吸系统胸痛的机制。

2. 学习运动负荷心电图。

3. 学习心脏的神经调节（交感、副交感神经）。

4. 学习抗心绞痛药物的作用机制及体内过程。

5. 学习动脉粥样硬化与心绞痛的关系。

6. 了解速效救心丸（硝酸甘油）。

7. 了解呃逆的机制。

8. 了解高危人群的健康生活方式。

B 组

1. 学习血管痉挛产生、恢复的原因。

2. 学习冠状动脉粥样硬化的危险因素及心绞痛的诱因。

3. 了解速效救心丸，学习肠溶性阿司匹林、美托洛尔、硝酸异山梨酯和阿托伐他汀的作用机制、不良反应与相互作用。

4. 了解低温环境下机体的生理变化。

5. 了解胸部石压感在心脏病诊断中的意义。

6. 了解运动负荷心电图的原理与作用。

7. 了解如何提高患者对疾病的重视和对治疗的依从性。

8. 了解全科医生的分诊制度。

八、PBL 课后学生对案例的反馈

本案例按照时间顺序，详尽地描述了佟先生的病程发展，语言朴实，将佟先生的症状清晰地呈现在我们面前，给我们的讨论增添了润滑剂。

第一幕的可讨论性比较高，“大石头压感”、左手指尖麻木、睡眠时胸痛等特征性的症状明确指向题目中“佟先生的痛”是心绞痛，而非其他疼痛；佟先生的吸烟史也有深挖的价值。讨论到心绞痛时，由于知识的掌握牢固程度不够，也没有亲身经历，我们不能给出心绞痛的准确定义，但仍然能够假设出心绞痛的原因。后面相关的体格检查、血脂测定给出后，验证了我们讨论的内容和方向。

相对于第一幕，第二幕略有逊色，描述性的语句稍欠缺，如直接说明医生嘱咐佟先生戒烟与低脂饮食等。我们现阶段已经多次接触有关与患者沟通的问题，但一直没有一个很好的范本，导致我们在这一方面总是侃侃而谈，因此我们希望能给出一个具体的描述性的对话，起一个示范的作用。第二幕的药物可讨论性较低，由于我们并不知道这些药物的具体类型和大概机制，难以进行相应的讨论。针对此情况，可以适当地加入一些有关用药或不良反应等的描述，丰富此案例中药物的内容，使可讨论性提高。

讨论课上，各组都能够形成一个较为完整的思路，学习效果较好。经过讨论后，我们觉得“药”是此案例的重点，但是这方面的学习，我们掌握得没有达到期望的阈值，像联合用药等方面需要更多的案例目标的带动。神经－体液对心血管的调节这部分难度较高，需要充分的投入以便更好地掌握。

总的来说，该案例贴合学习进度。我们对此案例学习兴趣较高，很好地诱导我们学习，我们推荐该案例在本阶段进行学习，若是能稍作改动，将第二幕的篇幅略增加，效果必定有所提升。

PBL 案例教师版

突然胸闷的李大伯

课程名称：心血管与呼吸模块

使用年级：三年级

撰 写 者：吴 凡 李吉林

审 查 者：PBL 工作组

汕头大学医学院

ShanTou University Medical College

一、案例设计缘由与目的

（一）涵盖的课程概念

室性期前收缩（室性早搏）与室性心动过速是常见的心律失常，且室性心动过速可导致危急的血流动力学不稳定状态，需熟知其相应的处理措施。本案例以空巢老人的健康问题未得到有效治疗为背景，使三年级学生通过案例，关注老年群体常见的健康问题，并思考空巢老人群体的健康照护及精神关爱措施。同时在生命 - 自然 - 科学层面全面讨论并学习心律失常产生的电生理机制、室性早搏与室性心动过速的心电图改变及可能的临床表现，并由此讨论学习抗心律失常药物的分类及作用机制，关注药物不良反应。另外，通过本案例的学习，也初步体会除药物治疗之外，电复律治疗的意义。

可继续再延伸的概念：

今后，在临床核心模块学习心律失常部分时，本案例的讨论将为之奠定坚实的基础。同时，可进一步学习抗心律失常药物的选择及具体用法。

（二）涵盖的学科内容

生理层面　心肌细胞的电生理特性及心律失常产生的电生理机制

病理生理层面　心律失常临床表现的病理生理机制

药理层面　抗心律失常药物的药理机制及在此基础上的分类

行为层面　空巢老人群体的健康照护及精神关爱措施

人群层面　关注老年群体常见的健康问题

（三）案例摘要

李大伯，62 岁，独居。体检发现血压轻度升高，胆固醇偏高，室性早搏。自觉并无大碍，未进行服药控制。一日上午，出现持续胸闷，突然瘫坐在椅子上，自觉心跳得厉害，喘不上气。急诊入院查心电图，显示“室性心动过速”。医生先给予静脉注射利多卡因治疗。但李大伯胸闷逐渐加重，且出现头晕，血压偏低，心电图仍显示“室性心动过速”，医生对李大伯进行了心脏电复律治疗，李大伯的心律恢复正常，胸闷等症状也逐渐缓解。急诊科医生联系心内科病房将李大伯收入院进一步治疗。在住院期间再发“室性心动过速”一次，给予静脉注射胺碘酮后转为窦性心律。后经口服胺碘酮治疗，情况稳定出院。医生嘱李大伯 1 个月后来医院检查心电图、甲状腺功能等。

（四）案例关键词

室性期前收缩（premature ventricular contraction）
心电图（electrocardiogram）
抗心律失常药物（anti-arrhythmic drugs）
心脏电复律（electric cardioversion）
空巢老人（empty-nest elderly）

二、整体案例教学目标

（一）学生应具备的背景知识

本案例在“心血管与呼吸”模块中设置，以心律失常产生的电生理机制、心律失常的心电图表现、抗心律失常药物分类与作用机制等相关知识为中心，涵盖本模块中心律失常部分的相关知识。本案例适用于临床医学专业学生的第 5 学期，学生已对心脏电生理活动、心电图原理及正常心电图特点，以及药物治疗基本原理等有了一定的积累。

（二）学习议题或目标

1. 群体 – 社区 – 制度（population，P）
（1）老年群体的常见健康问题是什么？
（2）老年人精神心理因素对治疗的影响如何？
2. 行为 – 习惯 – 伦理（behavior，B）
空巢老人群体的健康照护及精神关爱措施是什么？
3. 生命 – 自然 – 科学（life science，L）
（1）心肌细胞的电生理特性是什么？
（2）心电图的机制及正常心电图基本特征是什么？
（3）室性早搏患者可能的临床表现包括哪些？
（4）高血压与高血脂的初步防治要点是什么？
（5）心律失常的常见类型包括哪些？
（6）室性早搏及室性心动过速产生的电生理机制及心电图表现如何？
（7）室性心动过速患者可能出现的症状及体征有哪些？
（8）抗心律失常药物如何分类？
（9）胺碘酮及利多卡因针对室性心动过速的药物机制是什么？

（10）室性心动过速选择电复律治疗的指征是什么？

（11）长期口服胺碘酮治疗的不良反应包括哪些？

三、整体案例的教师指引

1. 本案例通过第一幕的心电图引导学生讨论室性早搏的相关议题，并探讨血压、血脂升高对心脏的影响；第二幕出现室性心动过速的诊断，需适当引导学生对心律失常的常见类型等进行更加全面的梳理。

2. 案例中交代了李大伯是独居老人，鼓励学生探讨老年群体的常见健康问题、如何积极应对。

3. 本案例的临床内容较多，且学生可能对电复律比较陌生，鼓励学生比较不同的治疗方法，如进行电复律治疗的指征有哪些。

第一幕

李大伯今年62岁，老伴已经离世好几年了，唯一的儿子远在上海工作。退休以来，他一直孤单地一个人生活。李大伯居住的住宅小区附近有一家小卖部，已经开店十几年了，店主老王与李大伯挺聊得来，所以李大伯平时经常会去店里转转，与老王聊会天排解寂寞。

去年单位曾组织给退休职工体检，当时发现李大伯血压轻度升高，血脂检查胆固醇也稍偏高。心电图检查如下图所示。

当时医生建议进一步检查及服药控制。但李大伯自觉并无大碍，所以一直没怎么放在心上。

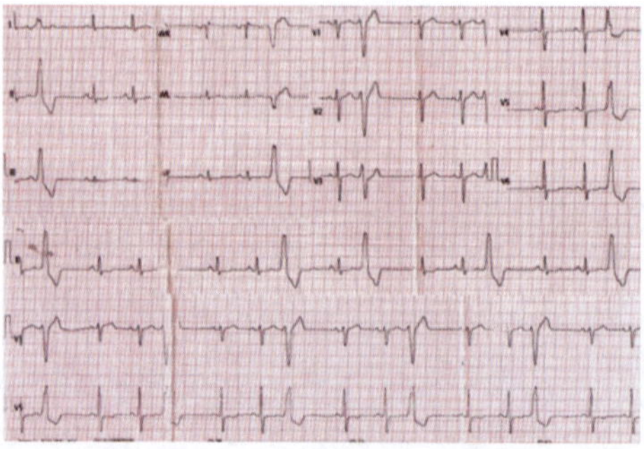

关键词

空巢老人

心电图

室性期前收缩（室性早搏）

重点议题 / 提示问题

1. 室性早搏产生的电生理机制及心电图诊断要点是什么？

2. 老年群体的常见健康问题及空巢老人的健康照护与精神关爱如何？

教师引导

1. 根据患者的心电图改变，结合之前学生对正常心电图的认识，引导思考心电图的改变主要表现在哪些方面、为什么会出现这些改变。

2. 独居状态对于李大伯的疾病治疗选择及依从性是否有影响？在目前情况下，如何改进现有状况？

第二幕

一天上午，李大伯又来到小卖部，一坐下就对王老板说，今天早晨起床到现在胸口一直闷闷的，不舒服。他不禁感叹道："人老了，真是没用了！"老王关切地说："老李，看你今天的脸色确实不太好，要不要去医院看看？"正说着话，老王发现李大伯瘫坐在椅子上，捂着胸口，有气无力地说心跳得厉害，喘不上气来。王老板赶紧拨打了"120"急救电话，将李大伯送到附近医院。

急诊科医生对李大伯急查了心电图，显示“室性心动过速”。医生给予静脉注射利多卡因治疗。李大伯的心电图仍显示“室性心动过速”，而且胸闷逐渐加重，呼吸急促，觉得头晕，测血压显示偏低。医生紧急对李大伯进行了心脏电复律治疗，李大伯的心律恢复正常，胸闷及其他症状逐渐缓解。

急诊科医生联系心内科病房将李大伯收入院进一步治疗。在住院期间再发“室性心动过速”一次，给予静脉注射胺碘酮后转为窦性心律。后经口服胺碘酮治疗，情况稳定出院。医生嘱李大伯1个月后来医院检查心电图、甲状腺功能等。

关键词

室性心动过速（ventricular tachycardia）

胺碘酮（amiodarone）

利多卡因（lidocaine）

心脏电复律

甲状腺功能（thyroid function）

重点议题 / 提示问题

1. 心律失常的常见类型包括哪些？室性心动过速产生的电生理机制及心电图表现如何？

2. 抗心律失常药物的分类是什么？胺碘酮及利多卡因针对室性心动过速治疗的药物机制是什么？

3. 长期口服胺碘酮治疗的不良反应包括哪些？

4. 室性心动过速选择电复律治疗的指征是什么？

5. 室性心动过速患者可能出现的症状及体征有哪些？

教师引导

1. 结合李大伯的症状，引导讨论室性心动过速的常见症状是什么，为何产生这些症状。

2. 室性心动过速的典型心电图特征是什么？

3. 案例中提到的利多卡因、胺碘酮，属于什么类型的药物？其作用机制如何？为何服用胺碘酮后，后续检查中包含甲状腺功能检查？

4. 为何急诊的医生给李大伯进行心脏电复律治疗？其治疗指征是什么？电复律治疗的原理如何？

四、参考资料

1. 葛均波， 徐永健 . 内科学 .8 版 . 北京：人民卫生出版社，2013.

2. 万学红，卢雪峰 . 诊断学 .8 版 . 北京：人民卫生出版社，2013.

3. 黄志力 . 药理学 . 上海：复旦大学出版社，2016.

五、PBL 带教前会议记录

参加者：案例撰写者，模块负责人，带教教师

案例名称：突然胸闷的李大伯

会议内容

（一）主要议题（如：案例文化背景，需要注意的问题，针对学生特点需要重点做哪些引导等）

本案例以空巢老人的健康问题未得到有效治疗为背景，使三年级学生通过案例，关注老年群体常见的健康问题，并思考空巢老人群体的健康照护及精神关爱措施。同时在生命 – 自然 – 科学层面全面讨论学习心律失常产生的电生理机制、室性早搏与室性心动过速的心电图改变及可能的临床表现、抗心律失常药物。另外，通过本案例的学习，也初步体会除药物治疗之外，电复律治疗的意义。

本次参加讨论的学生已经学习了“心血管与呼吸”课程中生理学、病理学、药理学内容，对心脏电生理、心电图基础、心血管疾病的病理以及心血管药理概论、钙通道阻滞剂等已有一定的知识积累。

（二）案例重点问题（如：主要学习目标，如何达成，遇到困难的处理预案）

一方面让学生通过心电图对室性早搏及室性心动过速、心律失常产生的原因有一定的认识；另一方面案例中列举了两个抗心律失常的药物，引导学生学习抗心律失常药物的分类、作用机制以及不良反应。

六、PBL 带教后会议记录

参加者：案例撰写者，模块负责人，带教教师

案例名称：突然胸闷的李大伯

会议内容

（一）案例使用反馈

1. 案例优点

（1）第一幕交代李大伯独居，引起学生对空巢老人的人文关怀，检查结果显示李大伯血压轻度升高，血脂检查胆固醇也稍偏高，指引学生思考李大伯的心电图变化与血压、血脂偏高可能相关。

（2）第二幕给出几种治疗心律失常的方法及药物，引导学生学习抗心律失常药物的分类及作用机制。

（3）第二幕中给出使用胺碘酮以后检测甲状腺功能，引导学生思考胺碘酮是否会引起甲状腺功能异常的不良反应。

2. 案例存在的问题（医学专业问题、文字表达，从学生的视角出发存在的问题）

（1）案例第一幕先给出了一个心电图，但是学生对心电图的了解不够，看不懂心电图，难以往心律失常方面思考。

（2）室性早搏的概念没有提及，由教师引导后方才列出相关学习目标。

3. 意见或修改建议

建议给出一个正常人的心电图，通过心电图的比较得出两者之间的差异或给出提示，得出学习的内容。

（二）学习目标完成情况

1. 学生花了大量的时间讨论心电图，但是对心律失常产生的原因只是提了两个名词概念，没有分享如何产生。

2. 对为什么服用胺碘酮之后检测甲状腺功能进行了讨论，但是抗心律失常药物的分类及作用机制没有涉及。

3. 对于为什么使用利多卡因没有效果，而胺碘酮有作用进行了讨论，但是还没有找到答案。

（三）学生表现

1. 学生列出事实清楚，但是第一幕实在无从下手，很难讨论，经指导老师引导后，学生开始根据所学的知识，得出李大伯可能是室性早搏，但是不确定；第二幕讨论进程相对第一幕比较流畅，学习目标基本完成。

2. 整体讨论过程流畅，讨论气氛热烈，每位学生均能积极参与，分享及板书能脱稿，尤其是讨论心电图时，大家相互补充。

3. 案例分享前一天，大家花了一定的时间进行交流，分享比较顺利，尤其是 ××× 同学花了大量的时间学习心电图，通过他的讲解，其他同学对心电图有了更深入的了解。

4. 大家讨论的重点聚焦在心电图上，其他方面讨论不够深入，比如心律失常产生的原因、抗心律失常药物的分类及作用机制等。

七、PBL 课后学生形成的学习目标

A 组

1. 学习室性心动过速、室性早搏、室颤的病因、发病机制、症状、辅助检查、诊断、防治及了解相互间的鉴别。

2. 掌握利多卡因、胺碘酮的作用机制及重要不良反应。

3. 学习心电图（联系案例）。

4. 了解甲状腺和心脏的关系。

5. 了解心脏电复律（原理、适应证等）、相对应的急救先后顺序（利多卡因和心脏电复律）。

6. 了解孤寡老人突发事故时的应对措施（可从个人、家庭、社区、社会方面讨论）。

B 组

1. 联系案例，学习利多卡因、胺碘酮的作用机制。

2. 学习正常心电图并分析本心电图。

3. 学习室性早搏与室性心动过速的诱因、机制、发展、防治、预后。

4. 了解心脏电复律治疗、甲状腺功能检查。

5. 了解独居老人的健康监控与管理。

6. 了解健康教育、免费体检后续的跟进。

八、PBL 课后学生对案例的反馈

PBL 课后，我们对此案例最大的感受便是心电图部分的讨论举步维艰却受益匪浅。心电图对我们而言是一个难点，讨论时缺乏基础知识支撑，难以提出有效的问题和假设，整体讨论较为依赖带教教师的引导。而作为心脏疾病的重要辅助检查，心电图形成机制涵盖了心脏电生理及心脏解剖结构，其各段变化指向心脏的结构功能变化，在心血管模块中间阶段承上启下，对学习的推进非常有效。

从案例整体看，life science 层面部分内容量适中，第一幕重点突出，能让讨论围绕一个核心发散，第二幕给出具体诊断，对印证假设有帮助，而两幕的病程发展与诊治十分清晰简洁，有助于维持讨论的流畅性。人文方面，案例很自然地引出“独居老人的健康监控与管理”这一 population 层面的问题，我们很高兴地了解到国家在此方面的努力与社会对此问题的关心，并对未来的发展趋势发表了各自的看法。

此案例不足的地方在于，心电图较为复杂，在发散思维环节，参与者的知识基础极大决定了讨论的方向与深度，由此可能产生较多无效的讨论，所以需要带教教师根据实际情况在讨论的引导力度上做适当调整，或者根据学习阶段在心电图上做适当的注解。

总体而言，此案例质量较高，内容不多，但可供讨论的空间十分广阔，对现阶段学习的推进十分有效。若能在心电图部分有适应学习阶段的变化，此案例讨论学习效果可再上一个台阶。

（黄梓键　张　军　田慧虹　周浩锋）

PBL 案例教师版

头痛的老高

课程名称：心血管与呼吸模块

使用年级：三年级

撰 写 者：张忠芳

审 查 者：PBL 工作组

汕头大学医学院
ShanTou University Medical College

一、案例设计缘由与目的

（一）涵盖的课程概念

高血压是当今世界上流行最广泛的疾病之一，同时又是引起脑卒中、冠心病和肾衰竭的重要危险因素。近年来其发病率在我国逐年上升，已经成为严重威胁人民生命健康的一大杀手。

案例以公司经营者老高患高血压后的经历为线索，目的是使三年级学生通过本案例的学习，在“群体－社区－制度”层面关注高血压治疗的患者依从性；在“行为－习惯－伦理”层面讨论影响高血压发生和治疗的行为因素；在“生命－自然－科学”层面，针对高血压的发生发展、预防措施和治疗原则，学习血压的形成及影响因素、循环调节、高血压的病理学表现及影像学表现、抗高血压药物、高血压的综合治疗等。希望学生通过此案例的学习能够提出包括科普宣教、社区医疗服务、体检制度、行为干预等在内的高血压预防方案。

（二）涵盖的学科内容

组织层面　动脉血管的组织结构及影像学特征

生理层面　血压的形成、影响因素、反馈调节

病理层面　高血压的病理学表现、影像学特征

行为层面　高血压发生的行为因素

人群层面　高血压患者的健康宣教；高血压患者接受治疗的依从性

（三）案例摘要

老高自己经营着一家公司，平时经常有应酬，自己也喜欢喝酒，很少运动。5 年前被诊断为高血压，未规范治疗。时有头晕、头痛、胸闷，休息后缓解。某日晚餐喝酒时突发剧烈头痛、视物模糊，被送急诊，诊断为高血压危象，住院治疗。颈椎动脉彩超显示颈动脉内膜轻度增厚，胸部 X 线片显示主动脉型心脏。心脏彩超显示室间隔肥厚，二尖瓣轻度反流，左室射血分数 0.45。尿微量蛋白增加。医生对老高进行了系统治疗，并帮助他制订合理饮食，建议他适当运动。

（四）案例关键词

血压（blood pressure）

血压调节（blood pressure regulation）

高血压（hypertension）

治疗（treatment）

依从性（compliance）

健康宣教（health education）

二、整体案例教学目标

（一）学生应具备的背景知识

学生应具备心血管解剖基础、血管的组织结构、细胞生理学基础（包括受体和神经递质、反馈调节机制）的背景知识。

（二）学习议题或目标

1. 群体－社区－制度（population，P）

（1）高血压在我国的流行病学是怎样的？

（2）我国目前针对高血压治疗的有关政策是什么？

2. 行为－习惯－伦理（behavior，B）

（1）影响高血压治疗效果的行为因素有哪些？

（2）如何对高血压患者及家属进行健康宣教，从而提高患者治疗的依从性？

3. 生命－自然－科学（life science，L）

（1）高血压的常见并发症有哪些？

（2）糖尿病和高血压的关系是什么？

（3）高血压的防治干预措施有哪些？

（4）建议了解中国高血压最新防治指南。

三、整体案例的教师指引

本案例分成 2 个剧幕，以老高高血压的发展及治疗展开。

1. 本案例除了讨论高血压及其相关知识的议题外，也应当注重血压形成与调节、血管的解剖生理等生理学议题，由于案例偏向于临床，带教教师应当注意该方面的引导，避免学生对生理学议题的忽略。

2. 本案例中患者使用了硝苯地平、卡托普利等抗高血压药物，学生可能存在仅学习该两种药物而忽视了对抗高血压药物多种机制的总体把握的情况，建议带教教师加以提醒。

3. 本案例在人文议题上需要关注行为－习惯－伦理层面的“高血压患者的自我管理”议题以及群体－社区－制度层面的“高血压患者群体预防、宣教与管理”议题。学生可能存在忽略“高血压患者的群体管理”议题的情况，需要带教教师加以提示。

第一幕

48岁的老高，自己经营着一家公司。平时工作很忙，经常陪客户吃饭。他每天吸烟20余支，喝酒都在半斤以上，有时候甚至一天喝两顿酒，即便没有应酬，他自己在家也要喝上2两才行。5年前老高就被诊断为“高血压”，医生给他开了抗高血压药物，但他自己感觉没有什么不舒服，加上工作忙，经常忘了服药。老高的媳妇听人说吃西药副作用大，也不赞成老高吃药，倒是时常把在网上看到的各种偏方弄给老高吃。最近这两年，每当工作累了，老高就会有头痛、耳鸣和胸闷等症状出现，不过休息下也就好了，就这样一直拖着没有就医。年轻时候老高还会做些运动，这些年忙于工作和应酬，已经很久不锻炼了。这天晚上，在与客户谈判过程中，老高情绪激动，突感剧烈头痛、烦躁、眩晕，并出现恶心、呕吐、胸闷、气急及视物模糊，被同事紧急送往医院。

老高的父亲死于高血压脑出血，母亲有冠心病。他的两个哥哥也都有高血压。

关键词

高血压

头痛（headache）

眩晕（dizziness）
胸闷（chest distress）
视物模糊（blurred vision）

重点议题 / 提示问题

1. 血压的形成和调节因素
2. 高血压的症状和诊断标准
3. 高血压的危险因素及预防
4. 人群对高血压危害的了解和正确认识
5. 高血压患者治疗依从性的提高
6. 头痛、头晕的鉴别诊断
7. 视物模糊的可能原因

教师引导

1. 引导讨论血压的形成与调节，学生可能过于关注疾病而忽略其生理基础。

2. 引导讨论高血压的定义，学生可能仅对高血压有模糊的定义，缺乏准确认识。

3. 引导讨论视物模糊的原因，学生可能仅将其视作简单症状而缺乏探究。

4. 该幕提示了社会人群对高血压治疗的错误理解，若学生忽略了该议题，建议带教教师提示。

第二幕

老高立刻被送到急诊室。体检发现：T 36.2 ℃，P 110 次 / 分，R 30 次 / 分，BP 180/130 mmHg，身高 176 cm，体重 90 kg，BMI 31 kg/m^2。神志清，颈软。

双肺呼吸音正常。心尖搏动位于左侧第6肋间锁骨中线外1 cm，心率110次/分，律齐，主动脉瓣区第二心音亢进，可闻及收缩期杂音。腹软，双下肢无水肿。神经系统检查无异常。临床初步诊断为原发性高血压、高血压危象，被紧急收入院进行治疗。

第二天，老高的病情明显好转，医生又为他做了进一步检查。颈椎动脉彩超显示颈动脉内膜轻度增厚（图1），无明显狭窄，血流无加速。尿微量蛋白增加，其他实验室检查无异常。胸部X线片显示主动脉型心脏（图2）。心电图正常。心脏彩超显示室间隔肥厚，二尖瓣轻度反流，左室射血分数0.45。双肾和肾上腺超声无异常。医生还了解到，老高近1年来夜尿明显增多。

就在医生给老高解释检查结果的时候，老高的媳妇给他送饭来了。医生一看，饭菜非常丰盛，除了红烧肉、炒青菜，还有咸黄瓜和辣酱。医生连忙和老高解释，他的高血压非常严重，除了要接受系统治疗，老高也必须改变他的生活方式，饮食要清淡、低盐，戒烟酒，并做适当运动。

在这次急诊入院的经历后，老高意识到必须重视自己的血压了。医生给他开了“硝苯地平、卡托普利”等药物。老高积极配合治疗，按时吃药，努力改变生活习惯，并做适当运动，使血压得到了很好的控制。（图片资料来自网络）

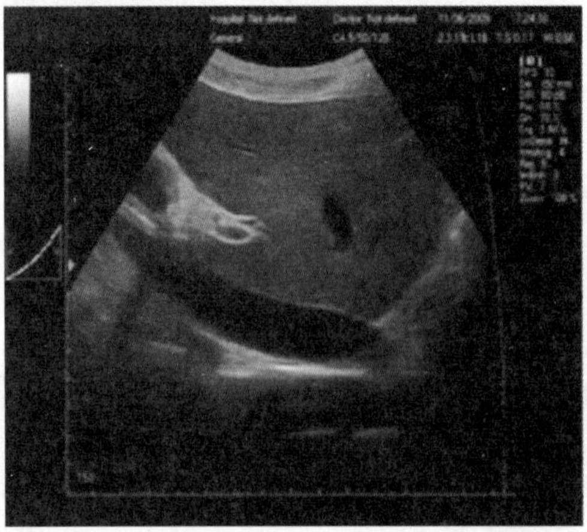

图1

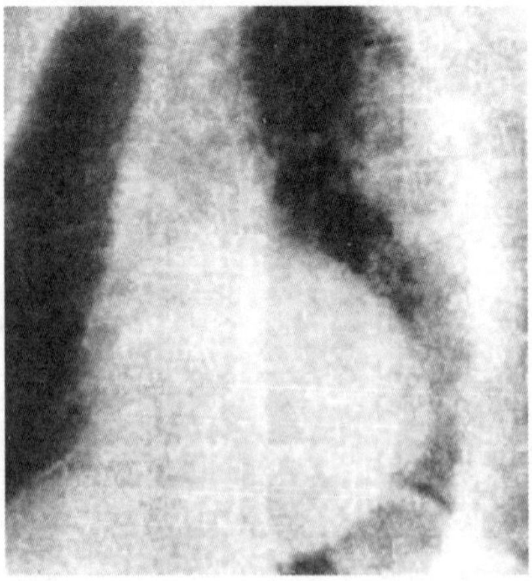

图2

关键词

高血压
蛋白尿（proteinuria）
心室肥大（ventricular hypertrophy）
二尖瓣反流（mitral regurgitation）
射血分数（ejection fraction）
综合治疗（comprehensive treatment）
低盐饮食（low-salt diet）
硝苯地平（nifedipine）
卡托普利（captopril）

重点议题 / 提示问题

1. 高血压引起的主要病理改变，特别是心脏和肾的改变
2. 高血压性心脏病的影像学特点
3. 高血压的综合治疗及健康宣教
4. 饮食、运动对血压调节的影响
5. 降压药的分类及作用机制
6. 高血压的综合治疗

教师引导

1. 引导讨论夜尿增加的机制，可以引导学生对高血压的重点症状、机制做适度猜想。

2. 引导讨论心肌肥厚与二尖瓣反流的发生机制，可以引导学生对高血压的重点症状、机制做适度猜想。

3. 引导讨论硝苯地平、卡托普利的作用机制，由高血压的机制思考抗高血

压药物起效的机制。

4. 引导讨论患者的治疗依从性，学生应当注意到高血压患者可能存在的治疗依从性问题，需要引导学生提出解决问题的方法。

四、参考资料

1. Gao Y, Chen G, Tian H, et al. Prevalence of hypertension in China: a cross-sectional study. PLoS ONE, 2013, 8(6): e65938.

2. 朱大年，王庭槐 . 生理学 . 8 版 . 北京：人民卫生出版社，2013.

3. 杨宝峰 . 药理学 . 8 版 . 北京：人民卫生出版社，2013.

4. 葛均波，徐永健 . 内科学 . 8 版 . 北京：人民卫生出版社 2013.

五、PBL 带教前会议记录

参加者：案例撰写者，模块负责人，带教教师

案例名称：头痛的老高

会议内容

（一）主要议题（如：案例文化背景，需要注意的问题，针对学生特点需要重点做哪些引导等）

案例使学生关注高血压治疗的患者依从性，并且讨论影响高血压发生和治疗的行为因素。

本次参加讨论的学生已经学习了“心血管与呼吸”课程中生理学、病理学、药理学内容，对动脉血管的组织结构、高血压的病理学表现，包括受体和神经递质、反馈调节机制，以及治疗高血压药物的药理学概论等已有一定的知识积累。

（二）案例重点问题（如：主要学习目标，如何达成，遇到困难的处理预案）

一方面让学生通过案例中患者高血压的典型症状，了解高血压引起的主要病理改变，特别是心脏和肾的改变；另一方面，案例中列举了两个治疗药物“硝苯地平、卡托普利”，引导学生学习治疗高血压的药物分类、作用机制以及不良反应。

六、PBL 带教后会议记录

参加者：案例撰写者，模块负责人，带教教师

案例名称：头痛的老高

会议内容

（一）案例使用反馈

1. 案例优点

（1）第一幕交代老高的心血管疾病家族史、生活作息、日常饮食习惯以及工作等情况，引起学生对日常生活中可能引起高血压的危害因素的关注；在高血压诊断后病情的发展过程中，患者在本人以及家人影响下出现不良的依从性，带来不良后果，指引学生思考引发高血压的有关行为因素以及高血压危象。

（2）第二幕详细描述了高血压的主要病理改变，包括心脏和肾的改变，以及高血压性心脏病的影像学。

（3）第二幕中给出使用硝苯地平和卡托普利，以及患者本人积极配合治疗以后的高血压的恢复情况，引导学生思考药物对高血压的控制效果，以及由高血压引起的其他病理改变可能产生的治疗效果。

2. 案例存在的问题（医学专业问题、文字表达，从学生的视角出发存在的问题）

（1）案例第一幕给出耳鸣，以及在急性发作时出现烦躁的描述，学生表示查找不到与高血压有关的明确的病理学解释。

（2）第二幕中描述“双下肢无水肿”“尿微量蛋白增加，其他实验室检查无异常”“双肾和肾上腺超声无异常”“近 1 年来夜尿明显增多”，学生无法判断患者是否已经有慢性肾炎或者其他肾或膀胱等器官的疾病。

（3）对第二幕中的两幅图片，学生反映没有接触过颈椎动脉彩超以及胸部 X 线片。

3. 意见或修改建议

（1）第二幕的图片附上正常情况下的颈椎动脉彩超以及胸部 X 线片。

（2）第二幕中可以提供血液常规检查结果，包括三酰甘油、血糖、低密度脂蛋白等，以支持案例中所涉及的关于患者不正确饮食习惯的描述。

（二）学习目标完成情况

1. 学生花了大量的时间讨论可能引起高血压的病理生理机制，导致没有充足的时间梳理案例，脱离了案例本身。

2. 对于案例中关于患者症状的细微描述，学生总结可能是对临床检查流程不熟悉，无法清晰地建立症状描述（例如腹软、颈软）与高血压的联系。

3. 形成了“社会人群对高血压治疗的错误理解”的学习目标，但是没有时间分享。

（三）学生表现

1. 第一次课进行流畅，学生都表现出良好的学习积极性，但是对于连续三四天的PBL 课程，学生开始觉得吃不消。

2. 第二次课（分享课）时间安排不当，需要老师多次干预，才勉强把与疾病有关的病理生理部分进行完，受时间限制，人文方面的分享很少。

3. 发言主要集中在部分学生上，全体学生觉得高血压涉及的内容太多太广，看教材用了很多时间，而且觉得没有必要查文献（查文献的同学发现文献比较旧，新的文献涉及太多过细的前沿研究，对案例没有太大帮助），导致分享的时候都是照着教材读；同时，这也是影响学习热情的大部分原因所在。

4. 部分学生反映学习热情有所下降；学生提议要进行分享前的预分享。

PBL 案例教师版

憋气的邱奶奶

课程名称：心血管与呼吸模块

使用年级：三年级

撰 写 者：黄展勤

审 查 者：PBL 工作组

汕头大学医学院
ShanTou University Medical College

一、案例设计缘由与目的

（一）涵盖的课程概念

慢性心功能不全是诸多心血管疾病的终末阶段，也是严重影响人类健康的重要疾病。本案例以一个传统中国家庭的老人一方面有高血压的基础疾病，由于长期的不重视，病情逐渐发展恶化，另一方面，国家放开二孩政策，老人在传统的“照看孙辈”的观念下，过于劳累而心力衰竭进一步恶化作为情景。使学生通过案例，在“群体－社区－制度”层面关注在国家放开二孩政策下老年人的健康状态； 在“行为－习惯－伦理”层面思考慢性疾病治疗的依从性问题，树立疾病预防管理重于治疗的概念；在“生命－自然－科学”层面对心脏的泵功能、慢性心功能不全的病理生理机制、抗心衰药物，以及心衰的治疗有深入的理解和认识。

可继续再延伸的概念：

学生在本模块以及本案例学习了慢性心功能不全基本的基础医学知识的基础上，还可以在临床核心模块或高年级的同学中讨论更深层次的涉及内科学、影像学等临床学科的知识，以及应用这些知识指导临床疾病的治疗和管理。

（二）涵盖的学科内容

生理层面　心脏泵功能及其调节机制

病理生理层面　心衰的病理生理学机制以及人体的代偿与调节

药理层面　治疗心衰药物的作用机制和不良反应

内科层面　心衰的临床治疗

人群层面　老年患者的健康管理

（三）案例摘要

邱奶奶，64 岁，退休教师，丈夫已离世。近 2 年来经常感到轻微的头痛，自认为是劳累的原因，没有特别重视。国家放开二孩政策后，有 2 个孙辈的邱奶奶变得更加忙碌，每日买菜、做饭、洗衣、带孩子成了她生活的主旋律。近期频频出现心慌、气短、头晕、乏力，自查脉搏不规律。一晚劳累之后的邱奶奶感觉心慌得厉害，喘不过气来，躺平后更感觉憋气得厉害，送入医院救治。查体见血压 180/105 mmHg，心率 115 次 / 分，心律不齐，心尖可闻及收缩期杂音，双肺下部闻及湿啰音。胸片见心影扩大，呈靴形。

心电图显示心房颤动，左室心肌肥厚。B 超见左心房和左心室轻度增大，左室射血分数 43%，二尖瓣中度关闭不全。医生给予培哚普利、美托洛尔、毛花苷 C、呋塞米、螺内酯、华法林治疗后好转出院。

（四）案例关键词

心力衰竭（heart failure）
心肌肥大（myocardial hypertrophy）
抗心衰药物（drugs for treating heart failure）
B 超（B-type ultrasound）
心电图（electrocardiogram，ECG）

二、整体案例教学目标

（一）学生应具备的背景知识

本案例在“心血管与呼吸”模块中设置，模块整合了心血管的生理、病理、影像学和超声、药理学、内科学等内容。学生已学习了本模块中血压的调节，以及传出神经系统 α、β 肾上腺素受体对心血管功能的调节等相关知识。同时主动学习班对 PBL 的学习方式已有很深的理解和熟练的应用。

（二）学习议题或目标

1. 群体 – 社区 – 制度（population，P）
二孩政策对老年人生活方式以及健康的影响是什么?
2. 行为 – 习惯 – 伦理（behavior，B）
老年患者的健康管理是怎样的?
3. 生命 – 自然 – 科学（life science，L）
（1）描述心力衰竭的症状，并解释这些症状的病理生理学机制。
（2）分析心脏泵功能的生理基础以及调节机制。
（3）分析高血压引起心力衰竭的机制。
（4）解释心肌肥大发生发展的病理生理学机制。
（5）描述心力衰竭的治疗原则。

（6）分析硝普钠、毛花苷C、呋塞米和螺内酯的作用机制以及在心力衰竭中的应用。

（7）列举常用治疗心力衰竭的药物。

（8）分析 ACEI、β 受体阻滞剂、利尿剂的作用机制、临床应用和不良反应。

三、整体案例的教师指引

本案例分成 2 个剧幕，涵盖不同的概念及学习议题，引导学生考虑后面所述的三个层面：① 群体－社区－制度；② 行为－习惯－伦理；③ 生命－自然－科学。本案例主要讲述的是邱奶奶“憋气”被诊断为心力衰竭的故事，前半部分主要涉及心力衰竭的病因及临床表现，在学生提取信息的过程中注意引导学生探究心脏泵功能及其调节机制，推理心力衰竭发生发展的病理生理机制，尽量提出假设。邱奶奶入院后的体格检查部分注意提醒学生对检查结果的辨析，如“收缩期杂音”和“舒张期杂音”的区别，可能需要引导学生分析辅助检查如心电图。与此同时应鼓励学生探讨邱奶奶的生活习惯、依从性及计划生育等方面的人文议题并发表自己的见解。

第一幕

邱奶奶，64 岁，丈夫已离世，退休前是汕头市某重点中学高三语文教学组组长。退休后负责接送小学 5 年级的孙女上学，课后还辅导孙女的学习。邱奶奶近 2 年来经常感到轻微的头痛，忍忍就过去了，自认为是劳累的原因，没有特别重视。国家放开二孩政策后，邱奶奶一直鼓励儿子再生一个孩子，自己有精力帮忙照顾孙辈。最近终于新添了一个孙子。邱奶奶开始变得更加忙碌，每日买菜、做饭、洗衣、带孩子成了她生活的主旋律。孙子周岁后，她发现，自己好像突然变老了许多，走路不再像以前风风火火，老比别人慢上一大截，楼梯总觉得太高，走两层就得扶着栏杆歇歇，浑身没劲，频频出现心慌、气短、头晕、乏力，自查脉搏不规律。一天晚上，劳累了一天的她，突然感觉心慌得厉害，喘不过气来，躺平后更感觉憋气得厉害，要垫上三个枕头才能感觉好一些。家人急忙将她送入医院救治。

体检：体温 36.3 ℃，脉搏 90 次 / 分，呼吸 25 次 / 分，血压 180/105

mmHg，心率115次/分，心律不齐，心尖部可闻及收缩期杂音，双肺下部闻及湿啰音，腹部、四肢检查未见异常。

医生让邱奶奶住院，给予硝普钠、毛花苷C、呋塞米和螺内酯治疗，嘱咐她卧床休息，低盐饮食，避免情绪紧张，并作进一步检查。

关键词

心力衰竭

高血压（hypertension）

硝普钠（nitroprusside sodium）

毛花苷C（lanatoside C）

利尿剂（diuretics）

重点议题/提示问题

1. 患者为什么会出现上述症状，特别是乏力、气短、平躺后憋气？
2. 心脏泵血是如何进行的？分为哪些步骤？影响因素又有哪些？
3. 高血压是如何引起心力衰竭的？
4. 心力衰竭如何诊断？如何治疗？常用的药物有哪些？
5. 医生使用硝普钠、毛花苷C、呋塞米和螺内酯的根据是什么？
6. 二孩政策对老年人生活方式以及健康的影响是什么？

教师引导

1. 分析心脏泵功能及其调节机制。
2. 分析心力衰竭发生发展的病理生理机制。
3. 列举治疗心力衰竭的药物。

4. 理解肾素－血管紧张素－醛固酮系统抑制药物在心力衰竭治疗中的机制和地位。

第二幕

邱奶奶住院期间进行了一系列检查。胸片：双肺纹理增粗，肺门充血，心影扩大，呈靴形。心电图显示：P 波消失，出现小而不规则的房颤波，心室率不规则，110 ～ 120 次 / 分，左心室高电压，电轴左偏，诊断为心房颤动，左室心肌肥大。B 超：室间隔和左心室后壁厚度增加，左心房和左心室轻度增大，左室射血分数 43%。二尖瓣中度关闭不全。

5 天后，邱奶奶明显感到好转，不再憋气了，心慌也好了，惦记着家里的孙子，还有上学的孙女，就申请出院。医生给予培哚普利、美托洛尔、呋塞米、螺内酯、华法林出院治疗。

关键词

靴形心（boot-shaped heart）
心肌肥大
培哚普利（perindopril）
美托洛尔（metoprolol）
心房颤动（atrial fibrillation）

重点议题 / 提示问题

1. 慢性心力衰竭的结构基础——心肌肥大的发生发展的病理生理学过程是什么？

2. 心脏 B 超表现是什么？

3. 治疗心力衰竭药物——ACEI、β 受体阻滞剂、利尿剂的作用机制和应用是什么？

4. 心房颤动的治疗有哪些？

教师引导

1. 能够分析正性肌力作用药物的作用机制。
2. 能够综合治疗慢性充血性心力衰竭。
3. 能够判断心力衰竭的心脏的影像学及超声表现。
4. 能够判断心房颤动的心电图表现以及临床治疗。
5. 针对如何提高慢性疾病治疗的依从性，发表自己的见解和建议。

四、参考资料

1. 王建枝，殷莲华 . 病理生理学 . 8 版 . 北京：人民卫生出版社，2013.
2. 杨宝峰 . 药理学 .8 版 . 北京：人民卫生出版社，2013.
3. 葛均波，徐永健 . 内科学 .8 版 . 北京：人民卫生出版社，2013.

五、PBL 带教前会议记录

参加者：案例撰写者，模块负责人，带教教师

案例名称：憋气的邱奶奶

会议内容

（一）主要议题（如：案例文化背景，需要注意的问题，针对学生特点需要重点做哪些引导等）

本案例主要以一个传统中国家庭的老年人一方面患有高血压这一基础疾病，长期未得到重视，疾病逐渐恶化，另一方面因为照顾孙子，长期过于劳累，病情进一步恶化为心力衰竭作为情景。要引导学生在心脏的泵功能、慢性心功能不全的病理生理机制、抗心力衰竭药物，以及心力衰竭的治疗方面进行深入的讨论。

（二）案例重点问题（如：主要学习目标，如何达成，遇到困难的处理预案）

心脏的泵功能是了解心力衰竭的基础，在形成心力衰竭这一学习目标之前，要引导学生思考心脏泵功能及调节机制；同时案例两幕涉及两次给药，引导学生讨论这两幕的药物配伍有什么不同，以及用药依据是什么。

六、PBL 带教后会议记录

参加者：案例撰写者，模块负责人，带教教师

案例名称：憋气的邱奶奶

会议内容

（一）案例使用反馈

1. 案例优点

（1）整个案例讨论得很流畅，两幕的学习目标基本都能达到。

（2）从整体来看，此案例涵盖的信息量适中，学生有充分的时间讨论。

2. 案例存在的问题（医学专业问题、文字表达，从学生的视角出发存在的问题）

（1）第一幕的第一段前面情景比较多，但是最重要的心力衰竭那一部分描述的信息量相对少了些。

（2）学生在分析案例的过程中已经提到高血压、心力衰竭，但是在最后板书目标时没有明确写出来心力衰竭这个词。

3. 意见或修改建议

（1）案例的第一幕可以把相关的心电图放上去，以为学生提供更多的讨论空间。

（2）学生提出每次前面讨论很全面，可是到药理方面，感觉有点枯燥，或者讨论完也不知道怎么用药。建议在用药这一方面多做改进。

（二）学习目标完成情况

1. 学生一开始就很快地进入主题，而且非常准确地分析出高血压、心力衰竭这些重要的学习目标。从整个案例来看，大部分的学习目标已经达到，但是在板书过程中，重要的一个词汇——心力衰竭忘记写了。

2. 第二次学生分享的思路清晰，虽然板书漏了心力衰竭这一重要词汇，但是他们心里已经知道这是重要的学习目标。

3. 在用药这一块，学生虽然分享了案例中药物的作用机制、不良反应，但是没有思考这几种药物配伍是否合理、搭配的原因，以及是否有其他的配伍。

（三）学生表现

1. 在案例的讨论过程中，学生们之间搭配很默契，气氛良好，都充分进行了头脑风暴。

2. 在建立了学习目标之后、分享讨论之前，学生利用课后时间充分查阅资料。当然有的同学资料查阅得很多，掌握了非常多的信息，有的同学查的资料相对少了些，在分享时参与得相对少。在分享过程中，学生们对一个问题——二尖瓣的狭窄和相对狭窄出现分歧，虽然他们有各自的说法和见解，但是没有出现争执，只是充分地说出自己的理解，其他同学认真聆听，并且给出他们进行各抒己见的时间，这一点非常好。

七、PBL 课后学生形成的学习目标

第一幕

1. 掌握左心衰竭和右心衰竭的鉴别要点。
2. 掌握心功能的分级。
3. 掌握高血压引起心力衰竭的病理生理过程。
4. 了解肺源性与心源性呼吸困难的鉴别要点。

第二幕

1. 掌握治疗心力衰竭药物的分类、作用机制和临床应用。
2. 掌握抗凝血药的药理作用、临床应用、不良反应及禁忌证等。
3. 了解交感神经和副交感神经对心血管和气管的调节作用。

八、PBL 课后学生对案例的反馈

本案例篇幅不长，不过可以讨论和挖掘的知识点很多。案例逻辑严谨，知识点前后都存在联系。

第一幕邱奶奶的体检结果为血压“180/105 mmHg”，同时近来“频频出现心慌、气短、头晕、乏力”等症状，根据我们目前掌握的知识，我们猜测邱奶奶为长期高血压

引起的左心衰竭患者。而邱奶奶 64 岁，近来劳累，此点可能为心力衰竭的危险因素，因此我们提出心力衰竭的危险因素及病因的学习目标。“走路不再像以前风风火火，老比别人慢上一大截，楼梯总觉得太高，走两层就得扶着栏杆歇歇”，此为心力衰竭的表现，而不同程度的心力衰竭有不同的表现，因此我们应该学习心功能的分级。邱奶奶“一天晚上，劳累一天，躺平后更感觉憋气得厉害”，有同学猜测为夜间交感神经或副交感神经的调节作用导致心血管或气管的收缩，因此我们提出“了解交感神经和副交感神经对心血管和气管的调节”来验证我们的猜想。

第二幕邱奶奶住院做了进一步检查，影像学检查结果为“双肺纹理增粗，肺门充血，心影扩大，呈靴形”，提示我们从病理改变上用机制解释长期高血压如何导致左心衰竭。B 超检查左室射血分数为 43%，而左室正常射血分数为多少？不同数值又提示患者怎样的病情程度？这都是我们需要去了解的。最后医生给予了“培哚普利、美托洛尔、呋塞米、螺内酯、华法林”多种药物，我们从治疗角度提出“掌握治疗心力衰竭药物的分类、作用机制、临床应用及联合用药等”。

该案例同学们讨论得很积极，有一定的知识储备，能在多个知识点之间进行联系归纳，做到一定程度的深度学习。同时在老师的引导下，我们也提出了鉴别左右心衰竭的学习目标。不过，案例中人文方面不是很突出，并未存在明显的冲突点，这方面讨论我们有点淡化。

（林启洪　谢梓彬　陈　杨）

PBL 案例教师版

未老先衰

课程名称：心血管与呼吸模块

使用年级：三年级

撰 写 者：林常敏　肖　玲

审 查 者：PBL 工作组

汕头大学医学院
ShanTou University Medical College

一、案例设计缘由与目的

（一）涵盖的课程概念

根据 WHO 的定义，慢性阻塞性肺疾病（chronic obstructive pulmonary disease，COPD）是一种常见的可预防和治疗的疾病，该病以持续性呼吸系统症状和气流受限为特征，通常由显著暴露于有害颗粒或气体引起的气道和（或）肺泡异常导致。而哮喘是一种异质性疾病，通常以慢性气道炎症为特征，具有呼吸道症状病史(如喘鸣、呼吸急促、胸闷和咳嗽)，这些症状随时间而改变，并且根据严重程度不同而存在差异，并伴有可变的呼气气流受限的症状。由此可见，哮喘和 COPD 存在重叠的特征。

案例中的这位患者是典型的长期哮喘不规则治疗，最终发展至不可逆的小气道狭窄及肺实质破坏、丧失劳动能力的病例。通过这个案例，三年级的学生可以在 life science 层面学习呼吸生理、呼吸系统常见疾病的发病机制、病理学、病理生理、药物治疗机制等知识；在 population 层面可以学习 COPD 等常见疾病的流行病学和预防机制; behavior 层面是案例的重点,患者因为贫穷及对医院的偏见,选择到小药店看病拿药，长期不规则的治疗最终使他走向不可逆的呼吸功能破坏、丧失劳动力，使得这个家庭失去主要收入来源，可以预见家庭将陷入更贫穷的境况。结合 P、L 层面的知识，学生可以认识到呼吸系统疾病预防和健康宣教工作的重要性。

可继续再延伸的概念：

学生需要复习呼吸系统、心血管系统解剖学和组织学的知识，在案例中可以适当进行支气管扩张剂的药理学知识、环境因素与疾病发生、患者就医模式、特殊门诊制度等方面的探讨。

（二）涵盖的学科内容

解剖层面　肺部解剖组织学结构、影像学表现

免疫层面　过敏源与哮喘发病的关系

生理层面　肺部生理功能、正常呼吸生理相关的参数

病理和病理生理层面　哮喘、COPD 的病理和病理生理学特点

药理层面　支气管扩张剂的药理

行为层面　COPD 等慢性病患者的就医模式

人群层面　肺源性心脏病、哮喘、COPD 等慢性肺疾病的卫生保健现状

（三）案例摘要

一位姓李的环卫工人，20 多岁开始有典型的“咳嗽、气喘、哮鸣音”等哮喘症状，因为经济等原因一直不规则治疗。到 40 多岁时，发展至出现明显的“劳力性呼吸困难”、劳动力严重受损的情况。患者的悲剧在于他对健康知识和自身疾病的无知、对医院的不信任，导致原本可以控制的疾病最终发展至肺组织不可逆的损伤，丧失劳动力，使这个原本不富裕的家庭更加贫穷。

（四）案例关键词

哮喘（asthma）

慢性阻塞性肺疾病（chronic obstructive pulmonary disease，COPD）

咳嗽（cough）

哮鸣音（wheeze）

劳力性呼吸困难（exertional dyspnea）

二、整体案例教学目标

（一）学生应具备的背景知识

本案例在“心血管与呼吸”模块中设置，学生已学习了呼吸、心血管系统解剖学、组织学和部分生理学知识，讨论过一个肺源性心脏病、气胸的案例，对呼吸系统的生理与病理有一定的基础知识积累；学生在假期进行了基层医院社会实践，接触到大量基层医院患者，这些人群让他们在对医院的信任、疾病认知、因病返贫等问题上有比较深刻的理解。

（二）学习议题或目标

1. 群体 – 社区 – 制度（population，P）

（1）哮喘、COPD 等疾病的流行病学是怎样的？

（2）工作环境与肺部疾病的关系如何？

2. 行为 – 习惯 – 伦理（behavior，B）

影响患者就医行为的因素有哪些？

3. 生命 – 自然 – 科学（life science，L）

（1）哮喘的基本临床特点是什么？从病理、病理生理、解剖组织学的角度解释上述特点。

（2）慢性阻塞性肺疾病的临床特点、病理生理学是什么？

（3）三种支气管扩张剂——磷酸二酯酶抑制剂、β 受体激动剂、M 受体阻滞剂的药理是什么？

三、整体案例的教师指引

本案例分成 2 个剧幕，把慢性支气管炎、肺气肿和支气管哮喘等相关疾病串联在一起，涵盖了群体 – 社区 – 制度、行为 – 习惯 – 伦理、生命 – 自然 – 科学三个层面中的多种议题。

慢性病起病相对隐匿，病程长，诊治不及时或是管理控制不当极易导致病情迁延不愈，甚至导致不可逆的严重生命危害。但慢性病治疗周期长，管理控制损耗大量时间、精力，造成昂贵的医疗费用，给社会和家庭带来了极大的经济、精神负担。因此鼓励学生对慢性病进行更深入的探讨，引导学生对慢性病管理、门诊、随访、医保等方面进行思考。

第一幕

老李是一个环卫工人，收入虽然不高，但仍是家庭的顶梁柱。当老李还是小李，也就是他 25 岁的时候，就知道自己和别人是不一样的。每逢春天就是他的受难季，满街头的花对于他而言除了颜色鲜艳，还有的就是经常发作的咳嗽、气喘，虽然没有痰，但发作时实在憋得难受，尤其经常在夜间憋醒。他爱人还说，夜深人静的时候，能听见他发出“猫喘样”的声音。俗话说，久病老医生，发作多了，他也有了经验，到楼下的小药店买几包止咳药，喘得厉害的时候，告诉药店的小大夫多加点“特效药”（茶碱、沙丁胺醇等），马上药到病除，又快又省钱。

日子一天天过去了，小李慢慢变成了老李。刚满 40 岁的他已经有点像个小老头，稍活动就感觉上气不接下气，前两年还能一口气爬到 3 楼，现在连爬 2

楼都需要歇一下。不管春夏秋冬，他都把自己捂得严严实实，害怕一不小心又感冒咳嗽，到时候又会胸闷、憋气得厉害；而且他发现，楼下小药店的药也越来越不给力，最近两年，他经常不得不靠输液才能缓解咳嗽、气短。

关键词

哮喘

慢性阻塞性肺疾病（COPD）

咳嗽

哮鸣音

气喘（asthma）

重点议题 / 提示问题

1. 哮喘的基本临床特点是什么？（发作性气喘，夜间发作，可以缓解，气道气流受限是可逆的）从病理、病理生理、解剖组织学的角度解释上述特点。

2. 慢阻肺的临床特点（进行性劳力性气促）、病理生理学（如果哮喘没有正规治疗，则出现气道重塑，小气道壁增厚，周围肺泡破坏，气道闭陷，不可逆气流受限）是什么？

3. 患者的健康知识、就医模式（怕花钱、对医生的不信任）如何？

4. 常用的支气管扩张剂的分类有哪些？各自的药理机制是什么？

5. 工作环境与疾病的关系是什么？

教师引导

1. “环卫工人”这个职业与患者的疾病有关系吗？

2. 患者选择到小药店就医，而不选择去医院的可能原因是什么？小药店就医的弊端在哪里？

3. 患者为什么会出现夜间憋醒、猫喘样声音？

4. 患者后期出现活动后气促的病理基础是什么？

第二幕

让他害怕的冬天又来了。入冬不多久，他就因为一次感冒、发热，出现了严重的气喘和呼吸困难，小药店不敢给他输液了，劝他还是到医院检查。门诊医生查体：桶状胸，呼吸音明显减弱，语音震颤减弱，叩诊过清音。X线检查提示：肺气肿征，支气管炎（图1）。肺功能、血液等检查结果如图2（血气分析）。医生告诉老李，他需要换一份工作了，因为他目前的身体状况已经无法胜任劳力性的工作。老李不肯相信，认为自己才40岁，这么年轻，身体一定还能恢复的，他自言自语地说“以前不也是这么恢复过来的吗？”医生很遗憾地摇摇头，早20年控制，确实是可以完全恢复的，但现在，需要配合医生正规的治疗，才能保持现有的呼吸功能，避免进一步加重。

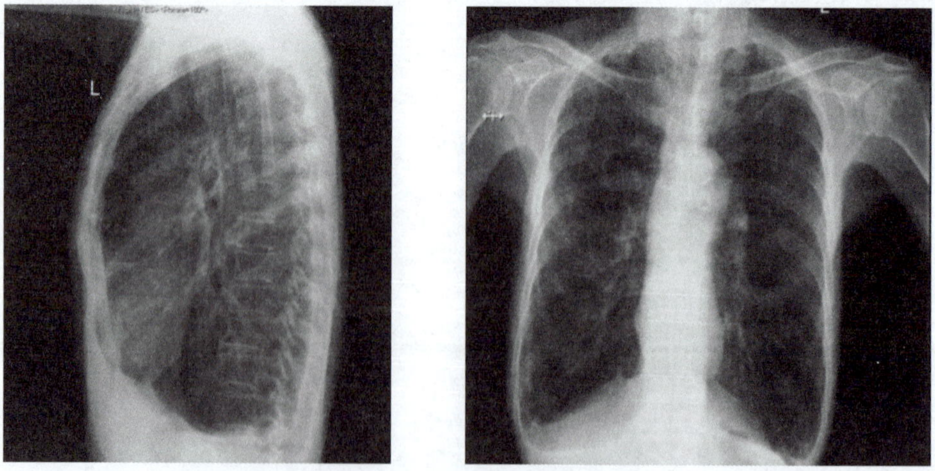

图1 X线正、侧位片：桶状胸，双肺透亮度明显升高，膈面低平，心影狭长

序号	检验项目	结果	单位	提示	警告	参考范围	测定时间
1	酸碱度(pH)	7.37				7.35～7.45	2015.01.29 1
2	二氧化碳分压(PCO2)	53.50	mmHg	↑		35～45	2015.01.29 1
3	氧分压(PO2)	62.80	mmHg	↓		83～108	2015.01.29 1
4	氧饱和度(SO2%)	90.40	%	↓		95～98	2015.01.29 1
5	红细胞压积(Hct)	51	%	↑		35～49	2015.01.29 1
6	血红蛋白(Hgb)	169	g/L	↑		110～160	2015.01.29 1
7	标准碳酸氢根(SBC)	28.80	mmol/L	↑		23.3～24.8	2015.01.29 1
8	实际碳酸氢根(HCO3-)	31.20	mmol/L				2015.01.29 1
9	细胞外剩余碱(BE-ecf)	5.80	mmol/L	↑		-3～3	2015.01.29 1
10	剩余碱(BE-b)	5.10	mmol/L	↑		-3～3	2015.01.29 1
11	总二氧化碳(TCO2)	32.90	mmol/L				2015.01.29 1
12	肺泡气中氧分压(A)	83.60	mmHg				2015.01.29 1
13	肺泡动脉氧分压比(a/A)	0.80					2015.01.29 1
14	吸氧浓度(FIO2)	20.90					2015.01.29 1
15	动脉肺泡氧分压差(AaDO	20.90					2015.01.29 1
16	呼吸指数(RI)	0.30					2015.01.29 1
17	体温(TEMPP)	37.0					2015.01.29 1
18	大气压(BP)	754.10					2015.01.29 1

图 2　血气分析结果：Ⅱ型呼吸衰竭；代偿性的呼吸性酸中毒

关键词

咳嗽

气喘

呼吸困难

血气分析（blood gas analysis）

呼吸功能（respiratory function）

重点议题 / 提示问题

1. 肺气肿的临床特点是什么？如何解读血气分析结果？

2. 哮喘发展到肺气肿的病理生理过程和机制是什么？

3. 患者如何能避免这样的悲剧发生？

4. 特殊门诊制度对慢性病患者的意义是什么？

5. 如何解读 X 线摄片结果？

教师引导

1. 患者为什么“害怕”冬天？气候对呼吸系统疾病有何影响？

2. 血气分析的意义是什么？从是否存在呼吸衰竭、哪种类型分析，再分析酸碱失衡的情况。

四、参考资料

1. 葛均波， 徐永健 . 内科学 . 8 版 . 北京：人民卫生出版社，2013.

2. 邹仲之，李继承 . 组织学与胚胎学 .8 版 . 北京：人民卫生出版社，2013.

3. 朱大年，王庭槐 . 生理学 .8 版 . 北京：人民卫生出版社，2013.

4. 王建枝，殷莲华 . 病理生理学 .8 版 . 北京：人民卫生出版社，2013.

5. 李玉林 . 病理学 .8 版 . 北京：人民卫生出版社，2013.

6. 杨宝峰 . 药理学 .8 版 . 北京：人民卫生出版社，2013.

7. Clinicalkey：https://www.clinicalkey.com/#!/content/nice_guidelines/65-s2.0-QS25

8. Clinicalkey：https://www.clinicalkey.com/#!/content/nice_guidelines/65-s2.0-QS10

五、PBL 带教前会议记录

参加者：案例撰写者，模块负责人，带教教师

案例名称：未老先衰

会议内容

（一）主要议题（如：案例文化背景，需要注意的问题，针对学生特点需要重点做哪些引导等）

本案例的学习主题是慢性阻塞性肺疾病（COPD）。这个疾病的发生既有生物学方面的原因，也和环境密切相关。

（二）案例重点问题（如：主要学习目标，如何达成，遇到困难的处理预案）

这个案例写得很好，该病的发作特点、易感的工作和环境因素及好发季节都有提及，并且融入了很多的人文内容；第二幕还提供了丰富的临床检查指标，有很强的临床实际模拟感。

学生一般会比较容易假设出哮喘的诊断，但如果还没有 COPD 的相关知识，第一幕不一定能引出这个假设，反而会因为劳力性呼吸困难引到肺源性心脏病上。但到第二幕，在引导上让学生去分析胸片中心影是否有肥大征，以排除心脏的问题。

（三）其他

1. 案例议题中有关于特殊门诊的制度对慢性病患者的意义，但整个案例却没有任何线索引出这个议题，建议在第二幕中添加一些内容，比如医生要求患者配合治疗时，加上患者提出没钱治疗、没时间住院等，这样就容易引出这个议题。

2.、“猫喘样”的声音，由家属口中说出来，会显得过于专业。培训时经常有老师说主诉或患者的描述不要出现专业名词。现在临床上很多高年资医生也这么给年轻医生改病历主诉。可以直接将较专业的词汇改成通俗用语，比如改成“像猫喘气一样”，就不显得专业了，意思也不变。

六、PBL 第一次带教后会议记录

参加者：案例撰写者，模块负责人，带教教师

案例名称：未老先衰

会议内容

（一）案例使用反馈

1. 案例优点

（1）案例故事情节丰富，能充分激起学生的头脑风暴。

（2）案例中生命－自然－科学层面涵盖的信息较多，学生通过讨论形成了多个呼吸系统常见病、多发病相关的学习目标。

2. 案例存在的问题（医学专业问题、文字表达，从学生的视角出发存在的问题）

（1）案例的重点议题之一是慢性阻塞性肺疾病（COPD），但本案例未重点列出 COPD 诊断的关键检查指标——肺功能的结果，故而学生只能在教师的反复引导之下才能提出这个议题。

（2）第二幕关于群体的一个议题——特殊门诊的制度对慢性病患者的意义，学生们没有这方面的相关知识，只能在教师的直接引导下提出这个议题。

（3）两组学生都对于最近两年需要输液才能缓解症状这个信息纠结时间过长，他们无法判断是需要用更高级的抗生素还是由于输液的给药方式效果更好。

3. 意见或修改建议

（1）建议第二幕单独列出肺功能的各项指标，便于引导学生讨论到这个检查所针对的呼吸系统疾病。

（2）第二幕增加医生要求患者现在一定要配合治疗时，患者提出“没钱，也没时间住院”，医生告知这种病不需要住院也可以报销医药费，便于引导学生提出慢性病医保的相关议题。

（3）对于最近两年患者病情加重后的用药方案重新加以新的阐释。

（4）有同学提出教材中提到的治疗药物都比较老，与临床实际用药不相符。为了便于大家更好地与临床衔接，希望案例撰写者后续提供一些现在临床常用的相关药物。

（二）学习目标完成情况

第一幕学生思维非常发散，两个小组都是在第二幕后才得出80%左右的学习目标。

（三）学生表现

1. 学生非常熟悉流程，小组成员发言比较平均，每位学生均能积极参与，发言的有效程度高，讨论气氛比较好，大家互相补充，基本顺利完成学习目标。因为案例中生命－自然－科学层面的信息非常多，所以学生对第一幕的讨论非常琐碎，逻辑性稍差，经常需老师提醒将存在争论的小问题暂时放一放。

2. 两组板书的同学都对本次课的重点进行了很好的归纳总结，第一组的一位同学以画图的形式向大家讲解了COPD呼吸困难的机制。

3. 两组同学对时间的掌控都非常好，对人文的讨论及最后的反馈时间分配合理。

七、PBL课后学生形成的学习目标

第一幕

1. 了解咳嗽咳痰的发生机制、病因和临床表现。

2. 掌握肺源性心脏病的定义。

3. 掌握肺气肿的流行病学、病因、发病机制、病理改变、临床表现、诊断和影像学表现、鉴别诊断、治疗及预后。

4. 掌握支气管哮喘的病理改变、治疗和并发症。

第二幕

1. 结合血气分析学习肺通气功能的评估。
2. 学习慢性支气管炎的病因和影像学特点。
3. 学习茶碱和沙丁胺醇这两种药物的药理作用、临床应用、不良反应及禁忌证等。
4. 了解对环卫工人职业病的预防措施。

八、PBL 课后学生对案例的反馈

小组成员一致认为这是一个很好的案例，把肺部的多个疾病——慢性支气管炎、肺气肿和支气管哮喘有机地整合在一起。

第一幕开头便交代老李是一个环卫工人，大家条件反射地考虑到职业病、肺部疾病等，于是讨论重点便集中在这一方面。“经常咳嗽、花、猫喘样声音”加上我们病理课学过的一些基础，使我们很快得出这是支气管哮喘的诊断，为了进一步深入学习了解该疾病，我们提出“掌握支气管哮喘的病理改变、治疗和并发症”的学习目标。后来，患者病情进一步加重，“稍活动就感觉上气不接下气，爬 2 楼都需要歇一下”，提示呼吸困难已经到了一定程度，我们提出假设，即呼吸困难是否有对应的分级。

第二幕，老李出现严重的气喘和呼吸困难，不得已才来到医院检查，“X 线检查提示肺气肿征、支气管炎”，由此我们不得不考虑支气管哮喘、慢性支气管炎和肺气肿三种疾病的因果联系，怎么把三种疾病联系起来。

此次案例大家讨论得都很积极，涉及的知识点比较多，大家纷纷提出自己的猜想，当猜想得到验证时，那种愉快是难以言表的。

而对于人文层面，案例中有三个方面很值得讨论。一为私自服药，老李多次到楼下的小药店买止咳药，前期还有作用，后期不起作用了。二是小病持续拖，等到病情严重了，预后会变得很差，后悔也都来不及了。三是职业病，老李长期从事环卫工作且并未做好预防措施，最终导致多病缠身。因此，我们在日常生活中应该做好宣教，宣传疾病早预防、早治疗的重要性。

PBL 案例教师版

令人不安的咯血

课程名称：心血管与呼吸模块

使用年级：三年级

撰 写 者：龙 廷 黄展勤

审 查 者：PBL 工作组

汕头大学医学院
ShanTou University Medical College

一、案例设计缘由与目的

（一）涵盖的课程概念

中国总死亡人数的 87% 由慢性疾病引起，慢性呼吸道疾病占致死总数的 11%，居于第三位；如果以伤残为变量调整的生命年计算，我国疾病负担最大的是呼吸道疾病。本案例通过呈现患者慢性呼吸道疾病的症状及就医过程，使三年级学生通过主动学习，在“群体－社区－制度”层面关注呼吸道慢性病目前在我国的发病情况，讨论在我国目前的医疗卫生体制下如何更有效地降低慢性呼吸道疾病的发病率；在“行为－习惯－伦理”层面思考专业人员在应对慢性病时如何更好地与患者沟通，建立良好的医师形象与和谐的医患关系；在“生命－自然－科学”层面包括对肺通气与肺换气的生理机制、呼吸困难和呼吸衰竭时缺氧和二氧化碳潴留的病理生理机制、咯血原因及症状分析、血气分析结果解读、支气管扩张的影像学表现等学习目标进行讨论学习。

可继续再延伸的概念：

学生在本案例学习过程中，开始了解咯血的常见病因，接触支气管扩张、肺结核、支气管肺癌等疾病的临床表现和诊治原则，以及支气管扩张治疗中常用药物的不良反应及处理原则等临床知识，在此基础上，有关概念可以在其他模块或高年级的学习中得到延伸和扩展。

（二）涵盖的学科内容

生理学与病理生理学层面　肺通气与肺换气、呼吸困难、呼吸衰竭、缺氧与二氧化碳潴留等机制

病理学层面　支气管扩张的病理变化及解剖分型

内科学与影像学层面　咯血的常见病因及伴随症状；支气管扩张的临床表现与诊治原则；止血药物、抗感染药物和祛痰药物的治疗机制；支气管扩张的影像学表现

行为层面　医生与慢性病患者的沟通与随访

人群层面　慢性呼吸道疾病患者对症状的正确认识

（三）案例摘要

本案例为“感染与免疫”模块“戴钰的血痰”的衍生案例。戴女士 30 年前曾患肺结核，慢性咳嗽、咳痰和反复咯血 20 余年，最近病情加重，每日咯血量增加到四五十口，

咯出的血呈鲜红色，带有血块，同时还开始发热，觉得越来越喘不过来气，十分不安，遂来到医院就诊。入院在排除了其他呼吸系统慢性病后，经肺部高分辨 CT 检查提示为支气管扩张导致的咯血，经抗感染、祛痰和止血等其他对症治疗后好转出院。

（四）案例关键词

支气管扩张（bronchiectasis）

咯血（hemoptysis）

呼吸困难（dyspnea）

慢性呼吸道疾病（chronic respiratory disease）

二、整体案例教学目标

（一）学生应具备的背景知识

本案例在“心血管与呼吸”模块中设置，案例涵盖本模块中生理学、病理生理学、病理学、药理学、内科学和影像诊断学有关呼吸系统及呼吸系统疾病的相关知识，适用于临床医学专业第5学期，学生已具备呼吸系统解剖学和组织学基础。此外，本案例为“戴钰的血痰”的衍生案例，学生对呼吸道疾病常见症状和肺结核的诊治已经有过一次 PBL 讨论，再次遇见“戴女士”会有熟悉感和延伸学习的动力。

（二）学习议题或目标

1. 群体 – 社区 – 制度（population，P）

（1）我国慢性呼吸道疾病的发病率是怎样的?

（2）我国对肺结核等慢性疾病患者的健康教育和社区医疗支持是怎样的?

2. 行为 – 习惯 – 伦理（behavior，B）

有哪些普遍影响慢性疾病患者就医行为的因素?

3. 生命 – 自然 – 科学（life science，L）

（1）正常肺通气与肺换气的实现过程及其生理机制是什么?

（2）什么是呼吸困难？为什么出现呼吸困难？呼吸衰竭时机体缺氧和二氧化碳潴留的病理生理机制是什么?

（3）咳痰和咯血是指什么？是如何产生的？导致咯血的可能病因有哪些?

（4）什么是杵状指（趾）？有何诊断意义？

三、整体案例的教师指引

本案例分为2幕，涵盖不同的概念及学习议题，让学生从三个层面考虑：①群体－社区－制度；②行为－习惯－伦理；③生命－自然－科学。本案例记录的是一个呼吸系统方面的疾病，应让学生们从基础的理论知识出发，描述正常肺通气与肺换气的实现过程并解释其生理机制，解读血气分析数据，解释呼吸困难发生的原因和表现，阐述呼吸衰竭时机体缺氧和二氧化碳潴留的病理生理机制；了解基础理论后，让学生们去学习病理方面的知识，描述支气管扩张的病理变化及其解剖分型；完成上述两点后，让学生们进入内科板块的学习，分析咯血、咳痰的原因，观察、识别和描述慢性呼吸道疾病伴随的咯血、咳痰和感染症状及伴随症状，解释临床上止血、祛痰和抗感染药物的治疗机制，在胸部影像（胸部CT）上识别支气管扩张和感染的典型表现；带教教师还应该引导学生去关注在我国目前的医疗卫生体制下如何更有效地降低慢性呼吸道疾病的发病率，让学生们提出个人见解和建议，关注慢性呼吸道疾病患者的生活现状，并积极思考如何与慢性病患者维持有效和持续的长期沟通。

第一幕

戴钰，曾经是汕头一家粘胶厂的一线工人。29岁那年，她被诊断为肺结核，当时出于种种考虑，她最终辞去了工作，带着婆婆和4岁的女儿回到了农村老家。在家人的精心照料下，她得以安心休养，并按照医嘱规律性地服药，一段时间后，医生判断她的肺结核已经痊愈了。不久，身体已经好转的戴钰再次告别家乡，随同丈夫带着女儿一起回到了汕头，二人经营着一间小杂货店，日子过得有滋有味。

时间过得飞快，就在女儿顺利考上了大学的那年，43岁的戴钰发现自己又开始频繁地咳嗽了，早晨起床后总是要咳出一些黄色的痰，痰中还时常带有血丝，此后每到秋冬交替的时候尤其明显。戴钰认为是肺结核留下的老毛病，平时喝口水感觉就好多了，加上没见病情有加重的迹象，于是也就没当一回事。

一晃又是 15 年，2016 年的中秋节到了，戴钰一家搬入了新买的楼房还没满 1 个月。戴钰注意到最近她的痰量比平时明显增多，而且每天都会咯血，特别是今天，咯血量增加到四五十口，看起来呈鲜红色，带有血块，同时她还发热，觉着越来越喘不过来气，这让戴钰十分不安，她怀疑自己得了肺癌，整日忧心忡忡。

在家人的陪同下，戴钰第二天来到医院门诊就诊。接诊医生进一步了解：戴女士无胸痛，体重无明显减轻。体检结果：身高 1.65 m，体重 50 kg，体温 38.5 ℃，呼吸 28 次 / 分，血压 120/80 mmHg。睑结膜略苍白，口唇发绀，全身浅表淋巴结未及肿大，全身未见出血点和瘀斑，无桶状胸，胸骨无压痛，呼吸急促，两肺呼吸音粗，两下肺闻及固定性湿啰音。心率 110 次 / 分，律齐，各瓣膜区未及杂音。双下肢无水肿。双手可见杵状指。

关键词

肺结核（pulmonary tuberculosis）
咳嗽（cough）
咳痰（expectoration）
咯血
发绀（cyanosis）
固定性湿啰音（fixed moist rale）
杵状指（clubbing）

重点议题 / 提示问题

1. 患者的病史和心理经历是怎样的？
2. 患者的症状特征和发展是怎样的？
3. 体格检查结果，尤其是产生肺部啰音的病理生理机制是什么？
4. 杵状指的原因、临床意义是什么？

教师引导

1. 让学生回忆戴钰的上一个故事，思考这两个故事究竟有没有内在关联，有什么样的关联。由此给学生们一种熟悉感，促进头脑风暴。

2. 重点提出戴钰 15 年前出现的经常性咳嗽、咳痰、痰中带血丝以及季节性加重这些特点，诱导学生们对此产生兴趣，让他们讨论这些特征出现的原因。

3. 案例提出肺癌一词，让学生们去思考戴钰这次病情加重可能是肺癌引起的吗，让他们给出相应的猜想依据，并去了解在医院需要做什么检查来验证是否是肺癌。

4. 由戴钰的故事让学生们去观察身边有多少人有类似戴钰的呼吸系统慢性症状，并且了解他们是如何处理的。

第二幕

入院后，医生给戴钰做了全面检查，主要结果如下：

1. 血常规：WBC 12.5×10^9/L，Hb 110 g/L，Plt 150×10^9/L

2. 出凝血功能正常

3. 动脉血气（未吸氧）报告：pH 7.35，PO_2 55 mmHg，PCO_2 65 mmHg，BE 10 mmol/L，HCO_3^- 33 mmol/L

4. 胸片：双中下肺可见不规则环状透光影，呈蜂窝状，周围可见散在渗出（图 1）

5. 胸部高分辨 CT：右中下肺见囊状支气管扩张（图 2）

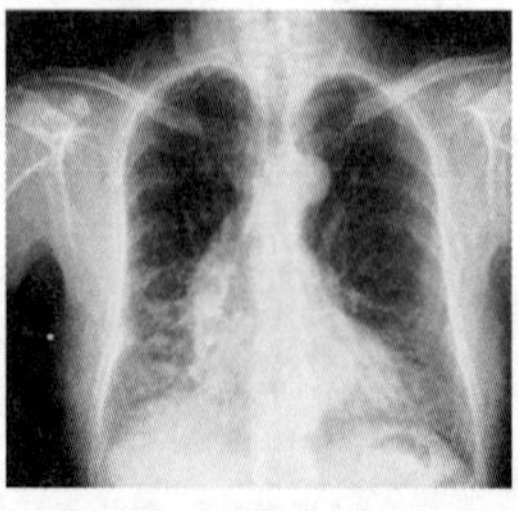

图1

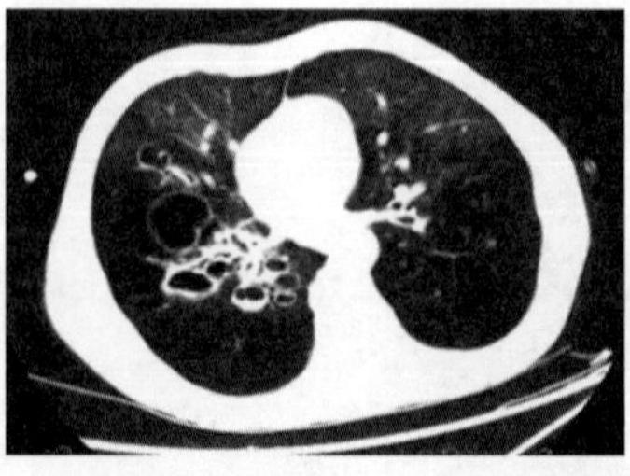

图2

拿到检查结果后，医生小李结合病史，告知戴钰，她被诊断为支气管扩张并感染、咯血，需要进行氧疗，卧床休息，同时接受药物治疗，包括止血治疗（肾上腺色腙，酚磺乙胺，氨甲苯酸）、抗感染治疗（环丙沙星和头孢他啶）和祛痰（氨溴索）。

得知自己不是肺癌，戴钰终于一展愁眉，安心接受治疗。2周后，她的病情好转，可以出院了，但一直跟在戴钰身边的女儿心中却始终不踏实："我妈妈还会像以前一样咯血吗？下次会在什么时候出现？这太让我担心了……"她希望能在小李医生那儿得到答案。

关键词

出凝血功能（bleeding and coagulation function）

血气分析（blood gas analysis）

支气管扩张

氧疗（oxygen therapy）

止血治疗（hemostatic therapy）

抗感染治疗（anti-infective therapy）

X 线胸片（chest X-ray）

重点议题 / 提示问题

1. 出凝血功能检查是什么？
2. 如何分析动脉血气数据？
3. 支气管扩张的典型影像学特征是什么？
4. 支气管扩张的主要诊断依据是什么？
5. 氧疗的适应证是什么？
6. 各种治疗药物的作用机制是什么？

教师引导

1. 患者为什么要作出凝血功能检查？

2. 动脉血气分析的意义何在？

3. 支气管扩张患者抗感染治疗的特征是什么？

4. 小李医生如何在心理上支持和帮助患者？

四、参考资料

1. 葛均波， 徐永健 . 内科学 . 8 版 . 北京：人民卫生出版社，2013.
2. 邹仲之，李继承 . 组织学与胚胎学 .8 版 . 北京：人民卫生出版社，2013.
3. 朱大年，王庭槐 . 生理学 .8 版 . 北京：人民卫生出版社，2013.
4. 李玉林 . 病理学 .8 版 . 北京：人民卫生出版社，2013.
5. 杨宝峰 . 药理学 .8 版 . 北京：人民卫生出版社，2013.

五、PBL 带教前会议记录

参加者：案例撰写者，模块负责人，带教教师

案例名称：令人不安的咯血

会议内容

（一）主要议题（如：案例文化背景，需要注意的问题，针对学生特点需要重点做哪些引导等）

本案例通过呈现患者慢性呼吸道疾病的症状及就医过程，使三年级学生通过主动学习，在“生命 - 自然 - 科学”层面对肺通气与肺换气的生理机制、肺结核预后 / 复发、肺部感染及抗感染、支气管扩张及治疗、咯血原因及症状分析、血气分析结果解读等学习目标进行讨论学习，并初步了解支气管扩张的影像学表现。

参与本案例的学生已具备呼吸系统解剖学和组织学基础。此外，本案例为“戴钰的血痰”的衍生案例，学生对呼吸道疾病常见症状和肺结核的诊治已经有过一次 PBL 讨论，再次遇见“戴女士”会有熟悉感。

（二）案例重点问题（如：主要学习目标，如何达成，遇到困难的处理预案）

区分肺结核复发、支气管扩张、肺癌以及慢性阻塞性肺疾病的症状、影像学以及临床治疗方案；重点掌握支气管扩张的典型影像学特征、主要诊断依据以及治疗方法，其中包括凝血机制、药物的使用。

六、PBL 带教后会议记录

参加者：案例撰写者、模块负责人、带教教师

案例名称：令人不安的咯血

会议内容

（一）案例使用反馈

1. 案例优点

（1）案例的思路较清晰，第二幕明确了学习的导向。

（2）本案例是“戴女士”的另一个事件，使人物以及病情的陈述更加逼真。

2. 案例存在的问题（医学专业问题、文字表达，从学生的视角出发存在的问题）

（1）案例的第一幕导向不明，猜测肺结核复发 / 预后感染、肺癌、单纯肺部感染，但无法考虑到支气管扩张，需要第二幕的诊断信息才能了解。

（2）课前对呼吸系统疾病的知识基础不多，需要依靠明确的诊断才能了解是什么类型的呼吸系统疾病。

（二）学习目标完成情况

1. 在确定了学习目标后觉得需要学习的内容很多，但是自学过程中发现对学习目标需要学习的深度不确定，好像有很多要学习，可是教材的内容有限。所有学生都在找文献辅助学习，但是对文献质量、内容的把握有些偏差，需要老师引导，并在与其他同学的讨论中理清学习内容。

2. 影像学部分自学起来难度较大。

（三）学生表现

1. 整个案例讨论比较流畅，学生发言平均，互相补充学习内容。

2. 学生知识内化程度很高，基本可以脱稿讨论。

七、PBL 课后学生形成的学习目标

第一幕：

1. 掌握咯血的临床意义。

2. 了解肺结核的并发症及预后。

3. 了解案例中各项体格检查的诊断意义，并综合分析可能患的疾病。

4. 了解新装修房间的污染物质及危害。

5. 了解案例中戴钰为什么喝水后症状会缓解。

第二幕：

1. 掌握支气管扩张的定义、病因、发病机制、临床表现、并发症、预后、诊断和防治方法。

2. 熟悉肺癌、肺结核和支气管扩张的鉴别诊断。

3. 熟悉案例中血气分析（呼吸衰竭的判断）、出凝血功能、X 线胸片、CT（常见影像学的特征）的结果的诊断意义。

4. 掌握肾上腺色腙、酚磺乙胺、氨甲苯酸、抗感染药物（环丙沙星、头孢他啶）、祛痰药（氨溴索）的药理作用和临床应用。

八、PBL 课后学生对案例的反馈

这个案例是我们之前肺结核案例的后续，很好地将“感染与免疫”模块和“心血管与呼吸”模块结合了起来，让我们在学习新知识的同时，也对之前学过的内容温故而知新。

在第一幕的讨论中，由于之前案例的基础，我们觉得戴钰所患的疾病应该与先前所患的肺结核有着千丝万缕的联系，所以推断戴钰的病情可能是肺结核的死灰复燃，所以我们提出了“熟悉肺结核的并发症及预后”这一学习目标。而在接下来的讨论中，我们提出了继发感染的猜想。根据案例中痰多、咯血、咳嗽逐渐加剧的症状以及在医院里所做的体格检查，我们怀疑可能是因为肺结核削弱了机体的免疫功能或者造成了肺内部结构的破坏，从而增加了感染的风险。同时，案例中“搬进新家”和“喝水症状缓解”这两个细节引起了我们的好奇，所以我们想知道这个“新家”是否与她的症状有所关联，以及喝水能缓解症状可能的机制。

第二幕的检查报告出来便公布了结果——支气管扩张，与我们之前的讨论思路大致相符。但是由于我们不明白那些检查结果数字所代表的含义以及治疗药物的药理学特点，所以将其列为了目标进行学习，并对支气管扩张这个疾病进行系统的学习，详细了解支气管扩张的临床知识。同时，我们关注到戴钰女儿在结尾的一连串疑问，提出了明确肺癌、肺结核、支气管扩张的鉴别诊断，以期解答戴钰女儿所提出的问题。

首先，这个案例顺接了之前的内容，给人以很强的亲切感，大家在讨论的过程中都很热烈，纷纷表达自己的看法。其次，第一幕点到为止的信息给了我们很大的讨论空间，可以让我们充分地头脑风暴，从而提出很多新颖的观点。再次，这个案例最大的亮点在于将人文的内容融入到了案例的讨论中，让我们从疾病的角度去理解患者的内心活动，并能将所学的知识运用到案例的讨论中，让关于人文的讨论不显得那么空洞无力，使得对于人文关怀的理解也更为深刻。

PBL 案例教师版

她的“胸痛”与他的“心痛”

课程名称：心血管与呼吸模块

使用年级：三年级

撰 写 者：张国红

审 查 者：PBL 工作组

汕头大学医学院
ShanTou University Medical College

一、案例设计缘由与目的

（一）涵盖的课程概念

肺癌位居常见肿瘤首位，近年来由于女性患者的增多，肺癌患者的男女人数在逐渐接近，患者发病年龄多在40岁以上，以60 ~ 70岁为高峰。家庭环境被动吸烟是女性肺癌的主要危险因素。本案例以非吸烟女性肺癌患者的诊断与治疗为情景，使三年级学生通过案例，在“群体－社区－制度”层面关注吸烟、被动吸烟和肺癌的关系，以及国家有关控烟的政策；在“生命－自然－科学”层面对肺癌的影像学、病理学改变以及发病机制与分子基础等学习目标进行讨论学习；最终能够了解包括肺癌的发生发展、靶向治疗、预后等内容。

可继续再延伸的概念：

学生在三年级学习了肺癌基本影像学与病理学知识的基础上，还可以在肿瘤学模块或与高年级的同学讨论肺癌更深层次的概念与实践，如肺癌的手术治疗、放化疗以及预后评估等。

（二）涵盖的学科内容

生化层面　化学物致癌（吸烟）

影像学层面　肺部解剖学结构及影像学表现

病理学层面　肺癌的组织病理学改变、分型、发病机制与临床联系

人群层面　吸烟与肺癌的发生

（三）案例摘要

周女士，现年63岁，其因胸痛前往呼吸内科诊治，临床医生为明确胸痛的原因，利用不同的影像学检查（X线、CT、PET-CT）以及病理学检查（痰细胞涂片、穿刺），发现周女士可能罹患肺癌，在胸外科接受手术治疗，术中冰冻、术后石蜡病理切片进一步确诊为肺腺癌。接下来的分子病理学检测提示周女士肺腺癌肿瘤组织有*EGFR*的突变，发现有骨以及脑转移后，利用EGFR抑制剂，延长了周女士的生命。终因靶向药物耐药，肿瘤复发，不幸逝世。

（四）案例关键词

肺癌（lung carcinoma）
影像学诊断（imaging diagnosis）
病理学诊断（pathological diagnosis）
发病机制（pathogenesis）
靶向治疗（targeted therapy）
吸烟（smoking）

二、整体案例教学目标

（一）学生应具备的背景知识

本案例在“心血管与呼吸”模块中设置，涵盖本模块中部分影像学、病理学中肺癌的相关知识。适用于临床医学专业学生的第 5 学期。学生已学习了“疾病机制”与“基础学习”模块中的肺组织学结构、良恶性肿瘤的鉴别；同时主动学习班对 PBL 的学习方式已有很深的理解和熟练的应用。

（二）学习议题或目标

1. 群体－社区－制度（population，P）
控烟对于预防肺癌（呼吸道疾病）发生的重要性是什么？
2. 行为－习惯－伦理（behavior，B）
人群对吸烟的危害的重视程度及改善方案是什么？
3. 生命－自然－科学（life science，L）
（1）肺癌的危险因素有哪些？
（2）肺癌的临床表现以及影像学表现有哪些？
（3）肺癌的痰细胞突变表现有哪些？

三、整体案例的教师指引

本案例分成 2 个剧幕，涵盖不同的概念及学习议题，让学生考虑三个层面：① 群体－社区－制度；② 行为－习惯－伦理；③ 生命－自然－科学。本案例通过肺癌探讨其典型临床症状、相应的检查项目的原理和意义，探究其发病机制等，即第三个层面开展得较为轻松自然，无需过多干预。而行为 – 习惯 – 伦理层面较易被学生忽视，故而需适当鼓励学生在初步了解我国控烟法规基础上，能够进一步通过相关资料的自我检索和学习，向患者及公众解释有关制度和政策。

第一幕

周水梅女士，现年 63 岁，曾任某县卫生局副局长，每年都准时参加单位组织的体检。2011 年 6 月，因有 6 周的右侧胸痛伴咳嗽，前来呼吸内科门诊赵主任医师处就诊。周女士描述其胸痛为钝痛，时有时无，反反复复，疼痛未向其他部位放射，在使用对乙酰氨基酚后缓解。患者也未感觉明显的胸闷与气促。近几周这种疼痛既没有加重，也没有缓解，但咳嗽得更厉害，声音也嘶哑了，感觉很疲乏，出汗比较厉害。

赵主任对周女士进行了详细的体格检查，并开了痰细胞涂片检查。同时，为进一步详细了解病情，赵主任还对周女士的一些个人习惯及家庭情况进行了询问，了解到近 3 个月来周女士瘦了差不多 5 斤。但周女士的解释是，她最近在节食减肥；周女士的老公有 38 年的烟龄（16 ~ 52 岁，每天 1 包），并常常在家吸烟；其父亲也因长年吸烟，在 65 岁时患肺癌（鳞状细胞癌）去世。

为明确诊断，周女士的影像学检查从 X 线开始，胸部 X 线结果提示右下肺团片影。痰涂片结果：未见癌细胞。在了解 X 线检查与痰涂片结果后，赵主任给周女士开了胸部 CT。CT 结果在第 2 天拿到，CT 结果（图 1）描述：右肺下叶基底段胸膜下结节直径 14 mm×11 mm，边缘光滑，注射药物后持续明显强化，右肺下叶少许条索影，气管、支气管通畅，纵隔内未见明显肿大的淋巴结，右侧胸膜增厚不规则，右侧胸腔少许积液。诊断：右肺下叶后基底段孤立结节，性质待定。

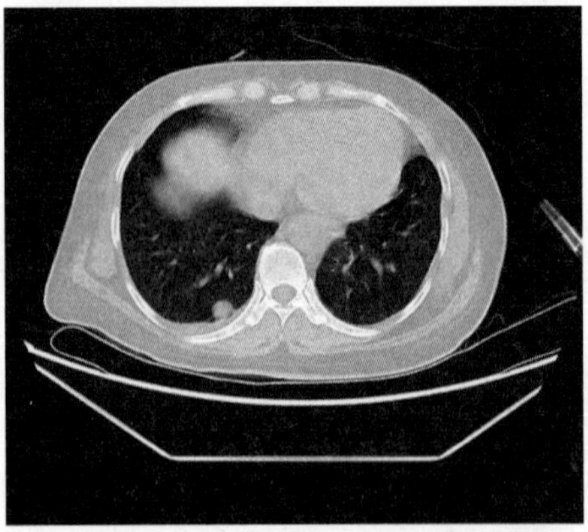

图1 CT 影像

关键词

胸痛（chest pain）

咳嗽（cough）

影像学诊断

重点议题 / 提示问题

1. 该患者的典型症状有哪些？
2. 通过影像学证据，周女士最有可能的疾病是什么？
3. 若患者诊断为肺癌，影像学基础是什么？

教师引导

1. 肺部结节的影像学鉴别诊断是怎样的？
2. 肺结核与肺癌临床表现的区别是什么？

第二幕

赵主任建议周女士转入呼吸内科病房治疗。入院后第三天，周女士接受了肺穿刺活检，组织病理结果：（右肺）送检组织内可见小灶性异性细胞巢，倾向癌。次日，周女士转至胸外科，准备接受手术治疗。在各项指标稳定后，周女士在入院后第七天接受了肺切除术。术中冰冻切片报告：（右下肺）腺癌。术后周女士各项特征较稳定。

术后第3天，石蜡病理报告：（右下肺）浸润性腺癌（图2），附壁为主型（约占 80%），伴实性成分（约占 20%），CK7、TTF1 免疫组织化学染色见图 3、4，Her-2（++），Ki67（30%+），Syn（-）。分子病理报告 *EGFR* Exon21 L858R 位点突变为阳性。

术后 4 周，周女士常感剧烈的头痛，前来医院复查。脑 CT 提示：多发类圆形结节影，脑转移性瘤可能性大。医生在详细了解周女士既往肺癌的诊治情况后，建议如果有条件的话可行 PET/CT 检查。尽管 PET/CT 费用昂贵，且需要自付（不在医保范围内），周女士考虑到自己的情况还是同意做了。^{18}F-PDG PET/CT 结果：右侧顶叶多发高密度结节，^{18}F-PDG 摄取与脑室相似（0 级），脑转移性肺癌可能性大。在综合考虑先前分子病理诊断提示原发肺癌病灶有 *EGFR* 突变的情况下，周女士接受了 *EGFR* 靶向药物治疗后，8 周后 CT 复查脑肿瘤未有明显增大。就这样，周女士坚持服用了 1 年半靶向药物。2014 年 6 月，复查发现肿瘤逐渐变大后，采用保守治疗，2014 年 11 月不幸去世。周女士的患病与离开，使其丈夫深深地陷入心痛与自责中，后悔不应常常在家吸烟，让周女士被动吸烟。

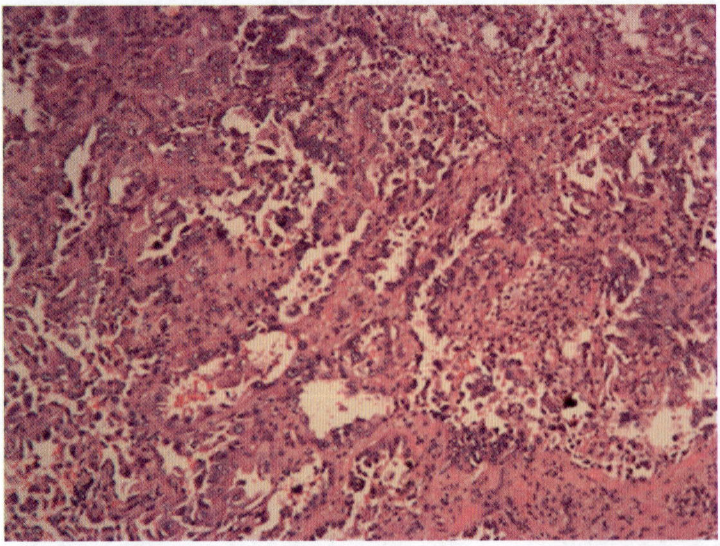

图 2　肺切除术后病理报告（HE 染色 ×100）

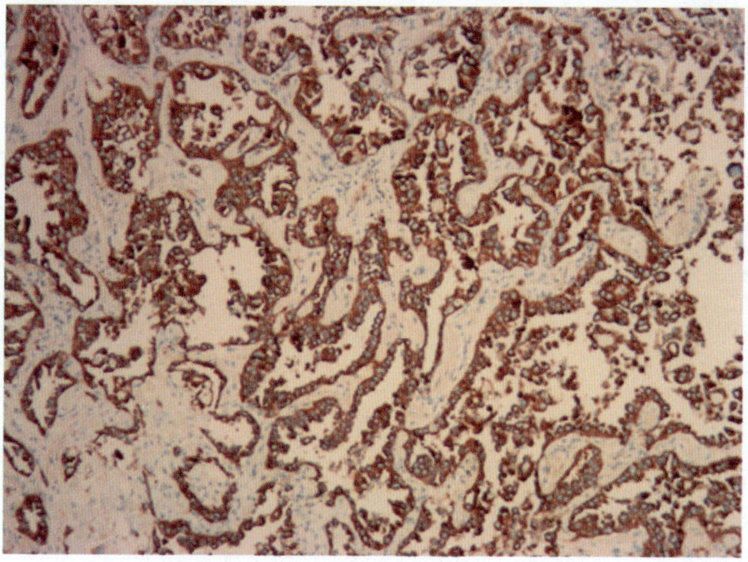

图 3 CK7 免疫组织化学染色（×100）

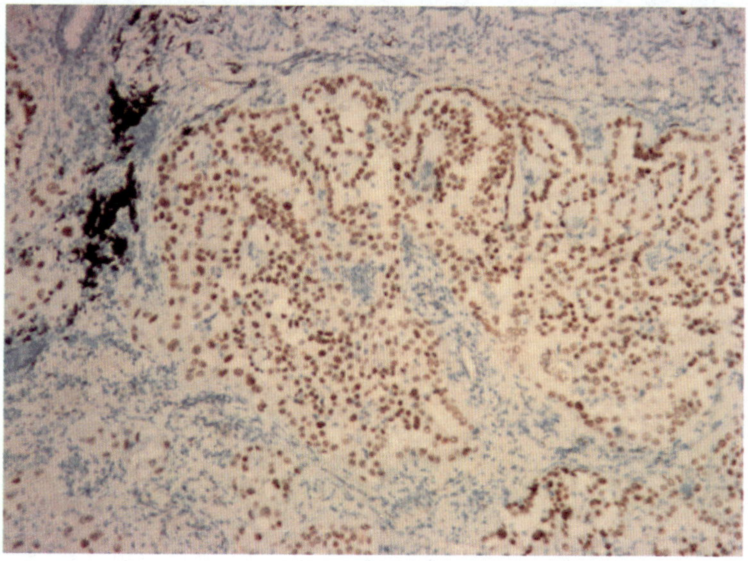

图 4 TTF1 免疫组织化学染色（×100）

关键词

肺穿刺术（pneumocentesis）

肺腺癌（lung adenocarcinoma）

正电子发射计算机断层显像（positron emission tomography-computed tomography，PET-CT）

表皮生长因子受体突变［epidermal growth factor receptor（EGFR）mutation］

靶向治疗（targeted therapy）

重点议题 / 提示问题

1. 肺癌的病理组织学特征、分类及其临床联系有哪些?
2. 肺癌的发病机制与分子基础有哪些?
3. “被动吸烟”与肺癌的发生的关系是什么?
4. 肺癌的靶向治疗有哪些可用的靶点与靶向药物?
5. 在日常生活中如何防范“被动吸烟”?

教师指引

1. 在第一幕，由于患者的家族史以及被动吸烟这一情节，学生们很容易考虑到肺癌，带教教师需要提示学生：肺癌在影像学上具体表现为什么？如果要确诊肺癌，接下来需要做哪些检查？肺癌有哪些类型？肺癌与肺结核如何鉴别?

2. 案例中患者被动吸烟与肺癌发生有一定联系。即使现在香烟都会宣传“吸烟有害健康”，但是还是有很多人选择无视。有一些香烟外壳会用肺癌的片子作为包装，作为医学生，可以思考在吸烟有害健康这一宣教上有什么可行的措施。

四、参考资料

1. 葛均波，徐永健 . 内科学 . 8 版 . 北京：人民卫生出版社，2013.

2. 朱大年，王庭槐 . 生理学 . 8 版 . 北京：人民卫生出版社，2013.

3. 李玉林 . 病理学 . 8 版 . 北京：人民卫生出版社，2013.

4. 杨宝峰 . 药理学 . 8 版 . 北京：人民卫生出版社，2013.

5. 白人驹，徐克 . 医学影像学 . 7 版 . 北京：人民卫生出版社，2013.

五、PBL 带教前会议记录

参加者：案例撰写者，模块负责人，带教教师

案例名称：她的“胸痛”与他的“心痛”

会议内容

（一）主要议题

本案例以临床常见现象“胸痛伴咳嗽”为主诉，并结合患者多年在家庭环境中被动吸烟的事实，引导学生从组织病理学改变、分型、发病机制及病理学、影像学检查、治疗等层面全面学习呼吸系统的常见、好发病——肺癌。在引导的过程中，各种病理学检查在肺癌诊断中的作用与意义是重点内容，由于分子病理学与靶向药物学在现代肺癌的诊断与治疗中发挥重要的作用，虽然普通的授课中这不是一个需重点掌握的内容，但对于主动学习班的同学，这是一个重要的学习目标，需注意引导。

案例中较难的问题可能会是 CT 图像的解释与分析，如果学生遇到这方面的困难，则建议学生课后找专业老师指导。

本案例在群体 – 社区 – 制度层面需要讨论吸烟与肺癌的发生关系，除了吸烟与致癌的简单关系，还包括主动吸烟、被动吸烟与临床分型的关系，以明确的分子基础使学生更好地理解我国法定控烟的制度与政策，让他们更好地成为控烟政策的宣传者、解释者。

（二）案例重点问题

1. 肺癌的危险因素、发病机制及预后

2. 肺癌的临床表现及诊断方法（癌细胞突变、穿刺、各种切片、免疫组化、影像学检查）

3. 肺部结节的鉴别诊断

4. 分子病理学对于临床治疗的指导价值

六、PBL 第一次带教后会议记录

参加者：案例撰写者，模块负责人，带教教师

案例名称：她的“胸痛”与他的“心痛”

会议内容

（一）案例使用反馈

1. 案例优点

两幕的内容分配合理，讨论的时间充足。

2. 案例存在的问题（医学专业问题、文字表达，从学生的视角出发存在的问题）

（1）案例 CT 的图像不典型，与真实的典型的肺癌毛刺状结节不一致；另外，学生无法判断什么是条索状阴影，右侧胸膜增厚在哪个地方；CT 里面右肺上部两个模糊边界的圆不知道是什么，学生误以为就是案例说的肺癌的孤立结节。

（2）案例的设计太过直白，没有挖太多的“坑”，可讨论的空间少，第二幕专业的东西又太多，没什么可讨论的。

（3）第一幕缺少体格检查这些内容。

（4）学生普遍反映，查资料的整个过程中，没有更多的资料提供参考，案例又没有涉及具体的机制，只是有不懂的名词去查查，讨论相对简单。

（5）案例第一幕，在声音嘶哑这个地方讨论了很久，也没有得出最终结论（到底是什么原因导致声音嘶哑）。第二幕，手术后没有常规的放疗、化疗，术前和术后没有进行穿刺等检查判断是否发生转移，直接就到了脑转移，跳跃太大。

3. 意见或修改建议

（1）第一幕增加体格检查，以方便学生展开讨论。

（2）第一幕提供典型的肺癌的 CT 图像。

（3）建议删除一些内容，调整一下学习目标，给学生更多的讨论空间。

（二）学习目标完成情况

1. 本案例专业词汇过多，受限于学生专业知识，很多内容不容易展开讲解，学习目标虽然基本都提出了，不过痰细胞突变表型这个学习目标学生没有想到。

2. 学生按肺癌的危险因素－流行－发病机制－*EGFR* 突变及意义－癌症的分期这个顺序讨论，整体氛围良好，讨论流畅。

3. 与之前几个心血管与呼吸模块案例相比，在本案例，学生查找的资料相对不是那么充分。

（三）学生表现

1. 本组学生发言比较平均；板书同学也参与发言和讨论，并及时给大家归纳学习目标。

2. 鉴于案例的原因，学生两幕很快就讨论完了，剩余时间比较多。

七、PBL 课后学生形成的学习目标

第一幕：

1. 了解对乙酰氨基酚的药理作用、适应证和不良反应。
2. 掌握胸部 X 线和 CT 常见的影像学表现及常见疾病的影像学特点。
3. 了解主动吸烟和被动吸烟的概念及其危害。

第二幕：

1. 掌握肺癌的类型、病理改变、病因、发病机制、临床表现、并发症、诊断、治疗手段和预后。
2. 了解 CK7（+）、TTF1（+）、Her-2 （++）、Ki67（30%+）、Syn（-）和 *EGFR* Exon21 L858R 位点突变阳性的诊断意义。
3. 熟悉肺癌常见的转移部位及其转移概率。
4. 熟悉肺癌的高危人群的防治内容。
5. 讨论应如何引起人群重视吸烟的危害。

八、PBL 课后学生对案例的反馈

第一幕提及的“对乙酰氨基酚”引起了我们的讨论兴趣，结合患者症状暂时缓解，但是之后却病情恶化，我们推测这个药很可能只治标不治本，仅仅是在症状上有所改善，所以没有将其作为我们学习的重点。而后患者出现胸部钝痛、咳嗽加剧、声音嘶哑和疲劳乏力，我们推测可能是肺部的一种慢性消耗性疾病。再根据我们之前预习的“肺癌细胞转移压迫喉返神经会导致声音嘶哑”，结合患者的个人史和家庭史，以及胸片上肺部出现的结节，我们初步认为患者患有肺癌的可能性加大。但由于我们对胸部 X 线片和

CT 中的很多描述（比如“条索状阴影”）的意义不是很清楚，所以设立了“掌握胸部 X 线和 CT 常见的影像学表现及常见疾病的影像学特点”这一学习目标，以期对案例中的图片进行更深一步的讨论。

第二幕出现了许多专业词汇，让我们不知道从什么地方开始讨论，我们只能将所有不知道的名词一一列举出来进行课后学习，希望下次来分享的时候能够进行进一步的讨论。除了专业名词外，我们也很好奇这些比较前沿的靶向药物、免疫组化和分子病理诊疗方式在临床上的普及程度以及实用效果。同时，患者肺癌向脑部转移及治疗后又复发的病史，让我们想了解肺癌的转移情况和是否具有某些组织特异性。在人文方面，吸烟问题的解决办法和肺癌高危人群自我保护的问题激起了我们讨论的兴趣。

总的来说，这次案例在讨论上有点阻力，而在分享上比较顺畅。案例基本涵盖了教材上的知识点，虽然很全面，但是不可避免地使得重点有失偏颇。我们在那些比较先进前沿的诊疗方法上花费了较大的气力，所以对于肺癌的基本病变和一般治疗显得有点避重就轻，掌握也不太牢固。我们建议案例不必大而全，最好关注某一点深入学习，牢固掌握，然后以此类推到其他内容上进行举一反三，这样能让 PBL 学习的效率和效果都提高。

PBL 案例教师版

会呼吸的痛

课程名称：心血管与呼吸模块

使用年级：三年级

撰 写 者：余汉光

审 查 者：PBL 工作组

汕头大学医学院
ShanTou University Medical College

一、案例设计缘由与目的

（一）涵盖的课程概念

肺炎（pneumonia）是指终末气道、肺泡、肺间质炎症性疾病，可以由感染、过敏、免疫损伤、理化因素及药物引起，其中以感染最为常见。凡未表明特定病因者，肺炎即指感染性肺炎。其中社区获得性肺炎（community acquired pneumonia，CAP）居世界人口死亡原因的第 6 位，居感染性疾病的首位。

肺炎是呼吸内科最常见的疾病之一，有多种分类方法，临床中最为重要的分类是根据患者患病场所分为社区获得性肺炎及院内获得性肺炎。本案例以社区获得性肺炎患者的诊断与治疗为情景，使三年级学生通过案例，在"群体－社区－制度"层面关注社区获得性肺炎及时诊治的重要性；在"生命－自然－科学"层面对肺炎的临床表现、流行病学和影像学特点、发病机制、病理生理等学习目标进行讨论学习；最终能够提出包括肺炎的发生发展、临床特点、诊断、鉴别诊断及治疗原则等要点并进行全面了解。

（二）涵盖的学科内容

解剖影像学层面　肺炎解剖学及影像学表现

病理生理学层面　肺炎发生、发展及转归的病理生理学特点

流行病学层面　社区获得性肺炎的发病率、死亡率及常见病原体等

微生物学层面　肺炎感染病原体的特点、病原学培养及药敏试验

药理学层面　不同类型肺炎抗感染方案选择、抗菌药物的药理学特点

人群层面　中国群众就诊特点（对中西医理解情况及对抗菌药物的误解）

（三）案例摘要

周先生，40 岁，因发热、咳嗽、胸痛、呼吸困难前往呼吸内科诊治，经影像学、血常规等检查诊断为肺炎伴胸腔积液，在呼吸科治疗，经积极抗感染后，发热、胸痛等症状无明显改善，复查胸部影像发现患者胸腔积液增多，经胸腔积液 B 超检查定位后行胸腔穿刺，抽出脓性胸腔积液，继续抗感染治疗及充分抽取胸腔积液后，周先生最终治愈出院。

（四）案例关键词

肺炎（pneumonia）

胸腔积液（pleural effusion）

咳嗽（cough）

胸痛（chest pain）

呼吸困难（dyspnea）

胸腔穿刺（chest puncture）

影像学诊断（imaging diagnosis）

二、整体案例教学目标

（一）学生应具备的背景知识

本案例在“心血管与呼吸”模块中设置，涵盖本模块中部分生理学、病理生理学、诊断学、内科学、影像诊断学及药理学中肺炎的相关知识。同时主动学习班对 PBL 的学习方式已有很深的理解和熟练的应用。

（二）学习议题或目标

1. 群体 – 社区 – 制度（population，P）

肺炎流行病学（发病率、死亡率、病原体）

2. 行为 – 习惯 – 伦理（behavior，B）

（1）影响患者就医因素有哪些？如何做好肺炎健康教育？

（2）如何才能既保证肺炎患者得到及时治疗，又避免滥用或错用抗菌药物？

3. 生命 – 自然 – 科学（life science，L）

（1）肺炎发生及发病的病理生理学机制

（2）肺炎典型的临床症状、体征及影像学特点

（3）肺炎的临床诊断及鉴别诊断

（4）肺炎的分类及严重程度评估

（5）肺炎的微生物学特点

（6）胸腔积液的循环机制、常见病因及肺炎导致胸腔积液的机制

（7）根据药理学阐述抗菌药物 PK/PD 原理，据其选择药物剂量及用法

（8）如何制订肺炎初始治疗方案？制订后应如何及何时开始评价疗效？

（9）肺炎治疗疗程需多久？如何判断患者是否可停用抗菌药物或出院？

（10）怎样才能避免或减少病原体耐药？

三、整体案例的教师指引

本案例分成 2 个剧幕，涵盖不同的概念及学习议题，主要涉及三个层面：①群体－社区－制度；②行为－习惯－伦理；③生命－自然－科学。

1. 关于生命－自然－科学层面的议题，要求学生能够根据案例中患者的表现，深入分析，充分进行头脑风暴，描述肺炎的典型临床表现，进而得出疾病的鉴别要点，再由此挖掘肺炎的发生及发病机制，特别是肺炎链球菌肺炎，让学生明确肺炎的分子机制。

2. 在系统地学习肺炎后，要求学生能对相关知识进行整理，能够说出肺炎的分类（根据患病场所）、肺炎常见病原体、肺炎影像学特点。在此基础上，让学生利用肺炎各项临床评价工具，根据 CURB-65 及重症肺炎诊断标准，从症状、检查、鉴别、诊断，到最后的治疗原则，特别是抗菌药物选择原则及药动学、药效学特点，对案例内容进行分析，明确处理肺炎的思路，有利于培养学生的临床思维。

3. 关于人文的议题，可穿插或在生命－自然－科学的议题后讨论。就案例中明确提出的患者就诊情况，引导学生对中国群众就诊特点及肺炎及时诊治重要性进行思考和探讨，并提出对大众宣教的意见和建议。

第一幕

周先生，40 岁，是公司经理，某日下午因工作需要与客户吃饭饮酒。当日下着蒙蒙细雨，周经理淋了一点小雨，当晚即感畏寒，伴有发热，测体温 38 ℃，并有咽痛。周先生认为是感冒，服用“百服宁”后出汗，体温下降至正常。但第二天上午再次出现畏寒、发热，体温升至 39.4 ℃，伴有寒战，并出现咳嗽、

咳痰，痰为铁锈色，遂到当地中医诊所就诊，考虑感染风寒，服用中药及退热药治疗，服用退热药后体温降至正常，但数小时后再次发热，且咳嗽、咳痰症状无好转。继续中药治疗，第 6 天开始出现左侧胸痛，咳嗽及深吸气时明显，屏气时胸痛减轻。由于周先生顾虑西药的毒副作用（特别是抗菌药物副作用），仍继续中药治疗，咳嗽、咳痰有加重趋势，10 天后开始出现呼吸困难，遂到急诊就诊。

急诊李医生对周先生进行了详细的体格检查，发现周先生 T 39 ℃，P 115 次 / 分，R 30 次 / 分，BP 115/70 mmHg，左下肺呼吸音稍减弱，可闻及湿啰音。

进一步胸部 X 线摄片结果提示左肺渗出性病灶，左侧肋膈角变钝，考虑左侧肺炎并胸腔积液（图 1）。血常规：WBC 12.8×10^9/L，N 90%，Hb 130g/L，Plt 105 $\times10^9$/L。

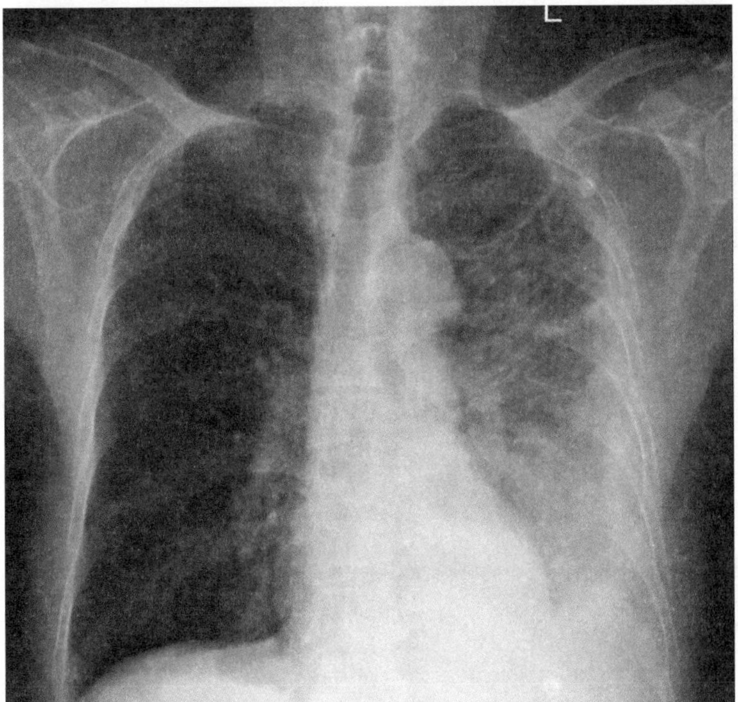

图1　急诊胸片

关键词

肺炎（pneumonia）
胸腔积液（pleural effusion）
发热（fever）
咳嗽（cough）
咳痰（expectoration）
胸痛（chest pain）
影像学检查（imaging examination）

重点议题 / 提示问题

1. 肺炎主要的临床表现（发热、咳嗽、咳痰、胸痛、呼吸困难）及体征（湿啰音、呼吸音减弱）有哪些？用生理学、病理生理学及诊断学知识进行解释。
2. 肺炎的诊断、鉴别诊断及分类是怎样的？
3. 肺炎严重程度评估（CURB-65、PSI 及重症肺炎诊断标准）及治疗场所选择（门诊、普通病房、ICU）是怎样的？
4. 患者健康知识及就医模式（“感冒”问题不大、抗菌药物副作用大、中药无毒副作用）是怎样的？
5. 肺炎发病及死亡率情况如何？
6. 有哪些原因影响肺炎患者的及时就医行为？
7. 肺炎的临床表现有哪些？
8. 肺炎引起呼吸困难的机制是怎样的？
9. 肺炎引起胸腔积液的机制是怎样的？

教师引导

1. 周先生是否仅仅是“普通感冒”？需如何区分“普通感冒”与肺炎？
2. 周先生是否可明确诊断为肺炎？是否有其他疾病可能？临床上常见胸痛、呼吸困难的疾病有哪些？需如何进一步与这些疾病鉴别？

第二幕

周先生入呼吸内科病房治疗。入院后进一步查血气分析：pH 7.45，PO_2 60 mmHg，PCO_2 30 mmHg，HCO_3^- 18 mmol/L；肾功能：BUN 7.5 mmol/L，降钙素原（PCT） 1.09 ng/ml，C 反应蛋白（CRP） 220 mg/L。并行痰培养、血培养等检查。

入院后给予头孢曲松（罗氏芬）2 g qd 静脉滴注、吸氧、祛痰、止咳等处理，治疗 3 天后周先生胸痛有所缓解，咳嗽、咳痰有所减少，但仍有反复发热，体温仍高达 39 ℃以上，呼吸困难较入院加重。复查血白细胞、PCT、CRP 均无明显下降，此时痰培养及血培养结果均为肺炎链球菌，对头孢曲松敏感。复查胸片肺部渗出较前有所吸收，但胸腔积液较前增多（图 2）。胸腔积液 B 超右

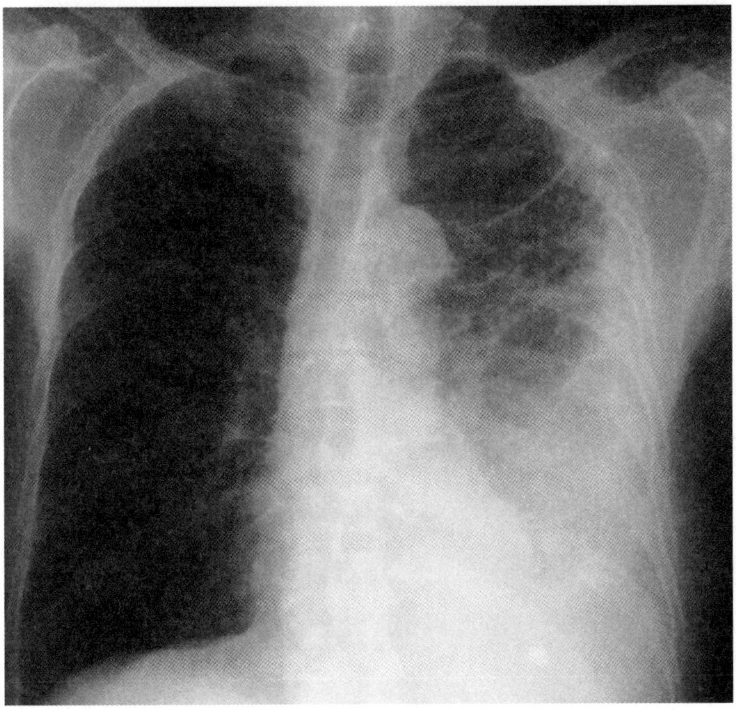

图 2　入院 3 天后胸片

侧中量包裹性积液。经B超定位行胸腔穿刺抽液，抽出脓性胸腔积液500 ml，并行胸腔积液常规、生化、细菌培养、病理等检查。坚持原抗感染方案不变。患者抽取胸腔积液后第二天体温明显下降，此后多次B超定位抽取胸腔积液，并行胸腔冲洗等处理。第7天胸腔积液培养回报仍为肺炎链球菌，对头孢曲松敏感。经治疗后患者体温逐步降至正常，咳嗽、咳痰、胸痛、呼吸困难等症状逐步改善。治疗2周后复查血白细胞、PCT、CRP、BUN降至正常；血气分析：pH 7.41，PO_2 85 mmHg，PCO_2 38 mmHg，HCO_3^- 23.5 mmol/L；复查胸片，肺炎及胸腔积液明显吸收好转（图3），治愈出院。

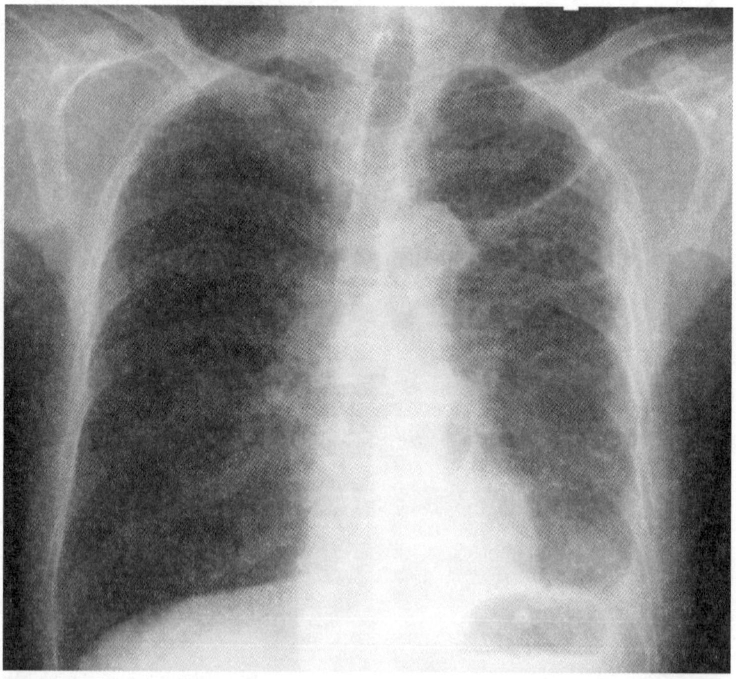

图3 治疗2周后胸片

关键词

胸腔穿刺（pleural puncture）

胸腔积液 B 超定位（B-type ultrasound localization of hydrothorax）

痰培养（sputum culture）

血培养（blood culture）

降钙素原（procalcitonin，PCT）

C 反应蛋白（C-reactive protein，CRP）

血气分析（blood gas analysis）

重点议题 / 提示问题

1. 社区获得性肺炎的常见病原体有哪些？

2. 获取肺炎病原体的方式有哪些？如何提高病原体培养阳性率？

3. 入院后为什么要给周先生查血气分析、肾功能、PCT、CRP？

4. 医生给患者使用了头孢曲松抗感染，其选药依据是什么？社区获得性肺炎抗菌药物选择方案有哪些？是否需等病原学培养结果再选择抗菌药物？

5. 为什么头孢曲松用量为 2 g qd？抗菌药物根据 PK/PD 如何分类？如何根据抗菌药 PK/PD 原理选择药物剂量及用法？

6. 如何及何时需对肺炎初始治疗方案的疗效进行评价？有哪些情况可能导致初始治疗无效？

7. 进行胸腔穿刺有哪些注意事项？常见引起胸腔积液的病因有哪些？

教师引导

1. 周先生为何 10 天后才到医院就诊？抗菌药物是否真的是“洪水猛兽”？我们应该如何合理利用好抗菌药物？

2. 我们应如何评估肺炎初始治疗效果？何时需进行评估？当肺炎初始治疗无效时我们应该如何进一步处理？

四、参考资料

1. 葛均波， 徐永健 . 内科学 . 8 版 . 北京：人民卫生出版社，2013.

2. 杨宝峰 . 药理学 . 8 版 . 北京：人民卫生出版社，2013.

3. 李凡，徐志凯 . 医学微生物学 . 8 版 . 北京：人民卫生出版社，2013.

4. IDSA/ATS Guidelines for CAP in Adults CID. 2007:44(Suppl 2). S27.

5. 中华医学会呼吸病学分会 . 中国成人社区获得性肺炎诊断和治疗指南 . 中华结核和呼吸杂志 , 2016, 39:235-268.

6. Sparham S, Charles PG. Controversies in diagnosis and management of community-acquired pneumonia. The Medical Journal of Australia, 2017, 206(7):316-319.

PBL 案例教师版

一个吸烟者的懊悔

课程名称：心血管与呼吸模块

使用年级：三年级

撰 写 者：边军辉　黄展勤

姜红岩

审 查 者：PBL 工作组

汕头大学医学院
ShanTou University Medical College

一、案例设计缘由与目的

（一）涵盖的课程概念

在本模块前面的 9 个案例中，学生已经系统学习了心血管与呼吸的解剖学、组织学与胚胎学、生理学、病理学、病理生理学、药理学、影像学和内科学的相关知识。本病例将心血管与呼吸的知识做一个有机的整合。学生通过学习能够：辨认胸片的解剖学、阐述肺循环的生理、简单的血气分析、描述肺动脉高压的诊断和鉴别诊断以及描述其预后。列举吸烟对心血管和呼吸系统的影响，戒烟的干预手段及戒烟对患者心理、生理上的影响。

（二）涵盖的学科内容

解剖层面　案例涉及胸部、肺、心脏的哪些解剖知识？

生理层面　肺通气与换气及其生理机制是什么？

药理层面　支气管扩张药物与抗炎平喘药物的作用机制是什么？有何临床应用？

病理生理层面　如何解读血气分析结果？ COPD 的病理生理过程是什么？

临床层面　如何进行 COPD 的诊断、鉴别诊断？其预后如何？

社会层面　对吸烟成瘾者的心理关怀的方式有什么？

行为层面　戒烟的干预手段有哪些？

（三）案例摘要

王先生，53 岁，因“突发左侧胸痛”入院。有 25 年吸烟史，20 支 / 天。8 年前开始感觉气促，未加重视。入院后给予了高流量吸氧，患者逐渐出现 CO_2 潴留的症状。而后根据心电图、胸片、血常规和血气分析等检查结果综合分析，诊断是 COPD 并发气胸，医生改为低流量吸氧后 CO_2 潴留的症状缓解，经过胸腔闭式引流、抗炎、抗感染、平喘、解痉治疗后其他症状也很快缓解。但是患者出院后，在轻度活动下仍出现气促，无法像健康人一样生活，甚至无法抱起他疼爱的孙女。他尝试了戒烟，但都以失败告终。他深深悔恨染上烟瘾，他愿意做任何努力去戒除烟瘾。

（四）案例关键词

吸烟（smoking）

慢性阻塞性肺病（chronic obstructive pulmonary disease，COPD）

成瘾性（addiction）

二、整体案例教学目标

（一）学生应具备的背景知识

学生已经学习了心血管系统的基础知识，认识正常心电图和胸片；呼吸系统生理、组织学课程已完成。

（二）学习议题或目标

1. 群体 – 社区 – 制度（population，P）

关注吸烟人群的健康管理。

2. 行为 – 习惯 – 伦理（behavior，B）

关注吸烟干预的手段和影响戒烟的因素，以及戒烟对患者心理和生理的影响。

3. 生命 – 自然 – 科学（life science，L）

（1）描述 COPD 的临床诊断方法以及与缺血性心脏病的鉴别诊断。

（2）描述 COPD 的影像学、心电图和血氧分压的表现。

（3）阐述 COPD 患者吸氧的原则及相关的病理生理机制。

（4）列举吸烟对心血管和呼吸系统的影响以及 COPD 对患者生活质量的影响。

（5）描述右心功能不全与肺循环的关系。

（6）分析呼吸异常时氧和二氧化碳分压的变化。

（7）列举平喘药物分类及其常用药物，并解释作用机制。

三、整体案例的教师指引

1. 本案例讨论时学生可能因为患者有胸痛的症状，而容易进入了胸痛的诊断以及鉴别诊断的学习。胸痛的相关知识在前面的案例有涉及，不是这次学习的重点，要适当引开。

2. 本次学习的难点是 COPD 患者吸氧的原则及相关的病理生理机制，需要学生充分地讨论和学习。

3. 吸烟是严重影响身心健康，也是当今突出的社会问题，要引导学生在这个社会问题上进行思考，以及讨论吸烟对心血管与呼吸疾病的影响。

第一幕

王先生，今年53岁，是一名机械工程师，平素工作繁忙，经常熬夜，吸烟至今25年，每天1包。20余年前曾患肺结核，规律服药1年后遵医嘱停药。10年前开始晨起时偶有咳嗽，无咳痰，未重视。近8年来开始出现活动后气促，症状进行性加重，近1年来散步时觉轻度气促，且有心悸，时觉精神疲惫，食欲不振，偶尔有双侧足背水肿。近2周来患者咳嗽咳痰增多，痰黄白黏稠。今日上午王先生拎着行李打算赶赴外市看望刚出生的外孙女时突发左侧胸痛，伴压迫感，栽倒在地。王太太立即拨打120，叫来救护车将他送至医院。到医院时，王先生仍感胸痛，林医生给他进行了体格检查：体温37 ℃，血压139/86 mmHg，脉搏100次/分，呼吸30次/分，末梢血氧饱和度70%。桶状胸，肋间隙增宽，双肺呼吸音极低，未闻及干湿啰音。经过体格检查，林医生初步诊断可能有以下几种可能性：

慢性阻塞性肺疾病（急性加重）？气胸？

冠状动脉粥样硬化性心脏病？心肌梗死？

肺炎？

林医生给予王先生鼻导管吸氧治疗（5 L/min）后，王先生左侧胸痛和压迫感减轻，但半小时后王先生呼吸越来越慢，开始昏睡，呼唤可睁眼，但不能正确回答问题。查体：颜面部潮红，球结膜水肿，呼吸12次/分，末梢血氧饱和度95%。

关键词

胸痛（chest pain）

吸烟

二氧化碳分压（partial pressure of carbon dioxide，PCO_2）

肺通气（pulmonary ventilation）

肺换气（pulmonary gas exchange）

重点议题 / 提示问题

1. 胸痛的鉴别诊断有哪些?
2. 呼吸功能异常引起缺氧和 CO_2 潴留的病理生理机制是什么?
3. 右心功能不全的临床表现及其与肺循环的关系是什么?
4. 吸烟的危害及其健康宣传教育是怎样的?

教师指引

1. 引导学生讨论吸烟的危害以及健康宣传的重要性。

2. 从肺通气、肺换气和气体运输等环节，分析不同类型的呼吸功能异常导致机体缺氧和二氧化碳潴留的病理生理机制。

3. 分析吸氧的的原则及其相关的病理生理机制。

第二幕

王先生的实验室检查、心电图、胸部影像学结果截图见图 1～图 5。

医生把氧流量调低为 2 L/min，于床边为患者行左侧胸腔闭式引流术，并予抗炎、抗感染、解痉平喘及对症处理后，王先生的症状逐渐好转。1 周后王先生气胸已闭合，无胸痛，咳嗽、咳痰、气促症状明显改善，予带药出院，并予吸入噻托溴铵，嘱戒烟，1 周内避免重体力活动。他开始努力戒烟，3 周内戒了 3 次，最长的一次也只是持续 8 天。参加孙女满月宴时王先生抱起孙女，但步行不到 10 米即感气促，遂返院复诊。肺功能检查：重度阻塞性通气功能障碍［第 1 秒用力呼气容积（FEV_1）占用力肺活量（FVC）百分比为 43%，第 1 秒用力呼气容积（FEV_1）占预估值的百分比为 34%］。这些提示王先生有患慢性阻塞性肺疾病的征兆。医生告诉王先生他呼吸的问题主要是由长期吸烟导致的，并将戒烟的必要性及戒烟门诊服务时间告知王先生。王先生表示深深悔恨染上烟瘾，愿意与医生和家属共同努力戒除烟瘾。

序号	检验项目	结果	单位	提示	警告	参考范围
1	Rh血型	阳性(+)				
2	血型	AB型				
3	白细胞(WBC)	12.12	10E+9/L	↑		3.5~9.5
4	嗜中性粒细胞比例(NE%)	85.60	%	↑		40~75
5	淋巴细胞比例(LY%)	3.70	%	↓		20~50
6	单核细胞比例(MO%)	10.40	%	↑		3~10
7	嗜酸性粒细胞比例(EO%)	0.20	%	↓		0.4~8.0
8	嗜碱性粒细胞比例(BA%)	0.10	%			0~1
9	嗜中性粒细胞绝对值(NE	10.38	10E+9/L	↑		1.8~6.3
10	淋巴细胞绝对值(LY#)	0.45	10E+9/L	↓		1.1~3.2
11	单核细胞绝对值(MO#)	1.26	10E+9/L	↑		0.1~0.6
12	嗜酸性粒细胞绝对值(EO	0.02	10E+9/L			0.02~0.52
13	嗜碱性粒细胞绝对值(BA	0.01	10E+9/L			0.0~0.06
14	红细胞(RBC)	4.56	10E+12/L			4.3~5.8
15	血红蛋白(HGB)	141	g/L			130~175
16	红细胞压积(HCT)	0.406				0.40~0.50
17	红细胞平均体积(MCV)	89.0	fl			82~100.0
18	红细胞平均血红蛋白(MC	30.9	pg			27~34
19	红细胞平均血红蛋白浓度	347	g/L			316~354
20	红细胞分布宽度变异数(	14.9	%	↑		11.5~14.5
21	红细胞分布宽度标准差(	46.0	fl	↑		39~46
22	血小板(PLT)	187	10E+9/L			125~350
23	血小板平均体积(MPV)	11.1	fl			6.0~12.0
24	血小板容积比(PCT)	0.21				0.108~0.272
25	血小板分布宽度(PDW)	12.4				9.0~17.0
26	大血小板比率(P-LCR)	33.0	%			13~43

图 1　血常规

氧容量(O2CAP)	20.00	mL/dL		
氧含量(O2CT)	19.80	mL/dL		
酸碱度(pH)	7.38		7.35~7.45	
二氧化碳分压(PCO2)	75.00	mmHg	35~45	H
氧分压(PO2)	105.60	mmHg	83~108	
氧饱和度(SO2%)	97.50	%	95~98	
红细胞压积(Hct)	43	%	35~49	
血红蛋白(Hgb)	144	g/L	110~160	
标准碳酸氢根(SBC)	40.20	mmol/L	23.3~24.8	H
实际碳酸氢根(HCO3-)	44.70	mmol/L		
细胞外剩余碱(BE-ecf)	19.40	mmol/L	-3~3	H
剩余碱(BE-b)	16.10	mmol/L	-3~3	H
总二氧化碳(TCO2)	47.10	mmol/L		
肺泡气中氧分压(A)	118.80	mmHg		
肺泡动脉氧分压比(a/A)	0.90			

图 2　血气分析

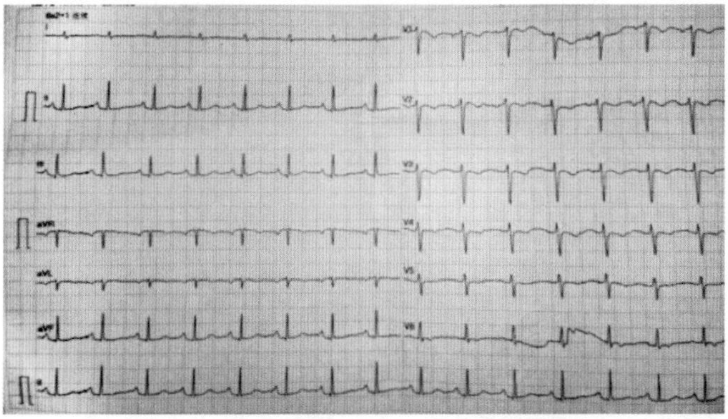

图 3　心电图：窦性心律，心脏呈顺钟向转位

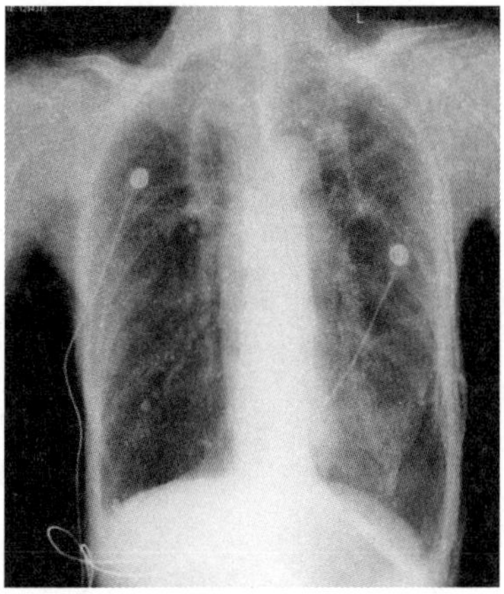

图 4　胸片：肺气肿，左侧气胸，压缩约 35%，双肺多发纤维增殖钙化灶

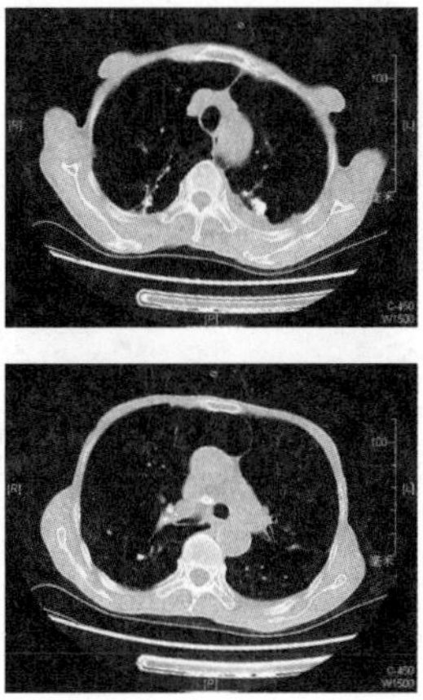

图 5　胸部 CT

关键词

慢性阻塞性肺疾病（COPD）

血气分析（blood gas analysis）

心功能不全（cardiac insufficiency）

平喘药（anti-asthmatic）

重点议题 / 提示问题

1. 阐述 COPD 的临床诊断方法以及与缺血性心脏病的鉴别诊断。
2. 阐述 COPD 患者吸氧的原则及相关的病理生理机制。
3. 列举平喘药物分类、常用药物及其作用机制。

教师指引

1. 如何分析 COPD 的影像学、心电图和血气分析数据？
2. 分析呼吸异常时 O_2 和 CO_2 分压的变化及其调节机制。
3. COPD 患者如何选择平喘药物？

四、参考资料

1. 杨宝峰 . 药理学 . 8 版 . 北京：人民卫生出版社，2013.
2. 葛均波，徐永健 . 内科学 . 8 版 . 北京：人民卫生出版社，2013.

附件
PBL 教师手册（2018 版）

汕头大学医学院 PBL 教师手册

2018 版

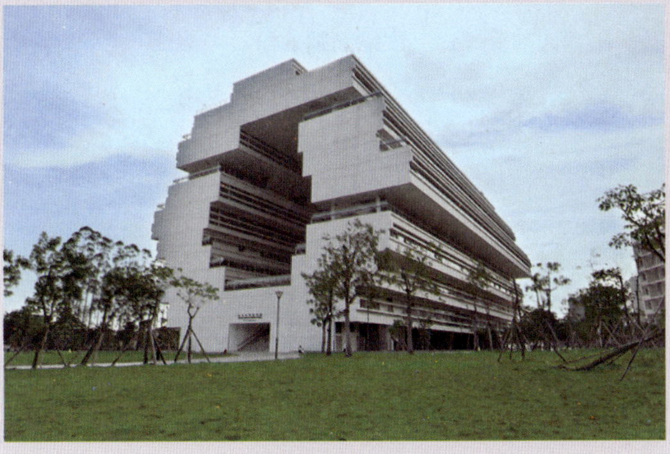

汕頭大學醫學院

ShanTou University Medical College

目 录

前言

第一部分 PBL 的理念

第二部分 PBL 的前期准备

第三部分 PBL 的流程与步骤

第四部分 PBL 小组老师的角色与职能

第五部分 PBL 实施中的评价与反馈

第六部分 PBL 实施中的常见问题与解决建议

第七部分 PBL 常用资源

前言

2005 年的一天，温家宝总理看望了著名物理学家钱学森，与他谈到教育问题时，钱先生说："这么多年培养的学生，还没有哪一个的学术成就能够跟民国时期培养的大师相比。为什么我们的学校总是培养不出杰出的人才？"这就是广为人知的"钱学森之问"。这一问题本身就十分重要，因为在日益全球化的今天，国家之间的竞争是杰出人才之间的竞争，说到底就是各国教育质量之间的竞争。因此，找到解决这一问题的有效方法更为关键，这关系到民族的前途和命运。

从 2002 年起，汕头大学医学院就开始实行医学教育的大胆改革，率先打破传统医学学科间的界限，建立了以人体器官系统为基础的整合课程体系。经过多年的实践，这一代表"以学生为中心"现代教育理念的措施和成效在 2009 年获得了教育部临床医学专业认证专家的认可。学院师生更是再接再厉，在全英文授课的医学教育在国内普遍前途惨淡的背景下，创建全英文授课班，引入美国执业医师资格考试（United States Medical Licensing Examination，USMLE），有效地扩大教育国际化的规模，在病理、临床技能、教师培训等领域创新，于 2014 年获得国家级教育成果一等奖。

中国的教育必须通过改革才能摆脱"钱学森之问"的局面。随着科技日渐进步和知识更新步伐的加快，学生了解和记忆知识已经不再是教育所追求的目标。培养具有深度学习、提出和解决问题能力，兼具岗位胜任力和创新能力的学生才是现代教育的宗旨。学校必须放弃将毕业生的知识水平、考试成绩作为衡量教育产出的一贯做法，而要将教育的长远效果——毕业生的潜力、职业素质和终身学习能力——作为最准确的衡量标准。因为前者是技术学校的目标，而后者才是能培养出大师的高水平大学的目标。

汕头大学医学院决心举办"主动学习班"，吸取国外先进医学院校（如加拿大 McMaster 大学）的成功经验，让医学生能有机会选择问题导向学习（problem-based learning，PBL）方式，在教师的辅导下，利用生活及临床的情景作为案例进行深度学习，培养学生自主学习、独立分析、有效沟通能力和团队精神。新教学大楼配备的符合 PBL 理念的优质设施也为这一教育改革措施的成功奠定了基础。

据我所知，在中国的医学院校中这是个创举。首先我必须感谢拥有“国家教育兴亡，你我匹夫有责”勇气和专业精神的各位同事，也特别感谢在亚太地区推广 PBL 理念和实践多年、获得同行尊重的关超然教授为我们把脉和指导。我更要感谢那些愿意加入“主动学习班”的同学，因为他们将为中国医学教育的发展提供最直接的数据和宝贵的经验。

“钱学森之问”是个重要问题。令人振奋的是，汕医师生将通过“问题导向学习”，为破解这一问题找到有效的解决办法。

原执行院长 边军辉

第一部分　PBL 的理念

一、PBL 的必要性：教育危机感

老师及学生们大概都很熟悉以下的说法：“知识就是力量。教育是为了奠定学生知识的基础，学校是学生汲取知识的场所，老师就是学生获取知识的源泉”。这就是近代“以知识为本，以教师为中心”的传统教育思维。在中国，很多的大学生，甚至于大学的老师，至今还对此深信不疑。为了印证这一教育理念，有人甚至引出了韩愈的《师说》。唐代被流放到潮汕的文人主张学院的老师就是应当“传道，授业，解惑”（《师说》：古之学者必有师，师者，所以传道授业解惑也……）。乍看，韩愈似乎也是推崇这种“以师为本，传道解惑”的师徒传授教育模式，但研读文章不应断章取义。“传道授业解惑也”这句后紧接着写道：“授之书而习其句读者，非吾所谓传其道解其惑者也。句读之不知，惑之不解，或师焉，或不焉，小学而大遗，吾未见其明也。巫医乐师百工之人，不耻相师；士大夫之族，曰师曰弟子云者，则群聚而笑之……古之圣人，其出人也远矣，犹且从师而问焉……”可见，韩愈其实并不主张这种教育理念，而是认为学习不应是“读死书，表面理解”（句读）；表象化的阅读很容易造成断章取义（小学）；太专注在繁文细节的内容又会失去大方面具体概念的掌握（大遗）。所谓“惑不解则道不知”，学习/读书应深入思考，句句咀嚼，主动剖析，方能有所进益。与有领导阶级地位的人士不同，学医学工艺的人士都不以互动学习、求教发问为耻（不耻相师；从师而问）。韩愈在《师说》中还引入了孔子的教育观，“圣人无常师。孔子师郯子、苌弘、师襄、老聃。郯子之徒，其贤不及孔子。孔子曰：三人行，则必有我师。是故弟子不必不如师，师不必贤于弟子，闻道有先后，术业有专攻，如是而已”。韩愈清楚地表明任何人都可以做自己的老师，不会因为对方的地位贵贱或年龄影响自身学习的心志。这与孔子所说“古之学者为己，今之学者为人”不谋而合，形成了今天“自主学习”教育理念的雏形。

传统教育思维风行百年，却逐渐偏离了古人的初衷，甚至步入歧途，最终落伍到跟不上现代生活的节奏，也不符合现代生活的需求。知识（knowledge）已经不再是力量，仅是辅助能力养成的一种载体，能力（competency）才是最核心的力量。教育不仅仅是为了教授和汲取知识，更是为了品德素养的孕育以及典范人才的培植。现代的科技（互联网、平板电脑、手机等）已将学校课堂大众化、平淡化（MOOC），缩小化（小组、团队、微课学习等），翻转化（翻转教室）及灵活化（不受时、地、空的限制）。资源的普及和学生知识需求的多元化使得学校课堂不再是求知的唯一平台，老师也不再是学生求知的源泉。对老师及学生而言，现今科技的飞速进程已经使得知识的非线性的生产超越了大脑本质对知识直线性的吸收，在这一现象必定会与时俱增的背景下，教育避免不了会有天翻地覆的改变。问题导向学习（PBL）不是唯一但却是目前最有效的学生自主学习理念平台。当然，PBL 必定要做到以学生为中心，才能够让学生发展自主；PBL 强调的是学生的学习，而非依靠老师的教授；PBL 注重的是对生活中的问题进行探索与解决，而非死记与生活脱节的枯燥知识；PBL 依靠的是小组团队多元化的动力，建立合作沟通的互动学习。一味盲目庸附于传统的知识传承不再是积蓄力量的宝典，而是一种造成教育危机的落伍理念。PBL 经验流程所赋予的能力才是生活里永续的力量，更是终身学习的机会。

二、PBL 的正其名：名正则言顺

PBL 在字面上的定义是 problem-based learning（问题导向学习），其命名来自首创 PBL 的加拿大 McMaster 大学医学院（下文简称麦大）。但在教育上的定义却具有更深奥多元化的内涵，麦大把 PBL 定义为一种教育哲学并称之为“McMaster philosophy”。PBL 在美欧经过了三十多年岁月才登陆亚洲，对 PBL 的诠译，在欧美日似乎更能得到大众的认同，而在华人世界里，由于翻译不当和自圆其说的扭曲，造成一些人对 PBL 产生误解。PBL 曾经很不恰当地被翻译为“以提问为本学习”及“以难题主导学习”。其实，PBL 在教育学中正式的英文就有两种：problem-based learning 及 project-based learning。前者多用在高等教育以老师协导、学生自主为导向，而后者多用在中、小学教育或技术职业高校比较偏向老师主导内容的教学。若没有对 PBL 先做深入的研读，problem-based learning 中的“problem”的中文翻译本身就成了问题。虽然在进行 PBL 的过程中老师会鼓励学生提出问题从而进行主动学习，或者，老师会直接提出问题推动学生进行主动学习，再或者，老师利用有难度的问题激发学生进行主动学习，但这些对问题的把控方式都仅是 PBL 中管控团队动力的多种策略之一，绝非 PBL 中“problem”的本质。目前已经得到共识的 PBL 狭义解译是“问题导向学习”，这种学习模式更侧重于提高学生应对生活中各种问题的能力；包括了，但不仅是知识和技巧的灌输。PBL 中的“问题”就是将生活情境组成的案例作为学习的载体平台，可见，有效的教育策略应该与生活建立联系，所以将 PBL 翻译成“案例导向学习”也许更为妥切。事实上，“案例导向学习”在临床医学又很可能（事实上经常）被误解为对临床教学的病历的教学 / 分析 / 简报的学习（case-based learning）。更令人诧异的是，有人把PBL翻译为“问题导向教学法”，将learning诠译为teaching（教学）。这些过于粗浅、狭义、缺乏深思的翻译，加上因为理念的偏差而产生的带有复杂后续性困扰的多种混杂式 PBL（hybrid-PBL）造成 PBL 理念的混淆与误解现象，像病毒般严重扩散。综上所述，要了解并真正做好 PBL，第一步必先正其名，然后才能思其义。

三、PBL 的叛逆性：反传统行为

PBL是以学生为中心（学生对自己的学习规划负责），异于传统的以教师为中心（教师是学生汲取知识的源泉）。在学习的领域里，PBL注重学习的过程（如何学及为什么学），而传统注重学习的内容（学什么及学多寡）。因此，PBL 的精神在于自主学习，而传统专注于促使被动学习。PBL 以小组讨论为学习形式，而传统则以大堂授课为基磐。PBL以反馈为改善学习过程的评量理念打破了传统的科举考试制度遗留下来的弊端。在课程的规划上，传统式的教育理念只能组合（拼凑）科系和内容，而不能像 PBL 能统整（融合）多元化的观念与知识。不同于传统形式的推广教育或在职教育那种“终身受教”的被动学习，深入贯彻 PBL 的自主学习，不仅能达到终身学习的目的，还能升华至全人教育的境界。传统被动教授方法已属落伍，不能与现代的社会形态意识接轨，罔论在国际学术人才培育市场上激烈的竞争。PBL 的精神主轴在于“以学生为中心”的自主学习，教育若以“学生为中心”作为风向标，其实施才有可能达到学习自主化、生活化、全人化与整合化的成效。在这个信息爆炸、知识日新月异、学海无涯的时代，传统式的大堂课教学局限于教授古今知识作为学生知识的来源，以此来应对未来的概念已全然落伍并与现今的社会意识形态脱节。若未经过正规的 PBL 洗礼，有可能出现尽管老师明白在PBL 的环境里应秉持“以学生为中心”并让学生“自主学习”的原则，不应授课教书，但一些欠缺经验的老师却会完全不言不语，让学生“天马行空”或“放牛吃草”，漫无目的地高谈阔论；或者有些老师让学生在固定的自修课（self-study）上阅读指定或分配到的教材或学习目标（这是老师主导的 directed self-study/learning），这也扭曲了 self-directed learning（学生团队自行主导学习，简称为自主学习）的真正意义。总而言之，在整体的近代教育理念中，PBL 是一个典型的反传统教育理念。

四、PBL 的发展史：跨越时与空

毫无疑问，在百年传统教育文化的笼罩下，PBL 反传统的教育理念需要经过千锤百炼的考验，才有出头的一天，这也反映出 McMaster 大学在医学教育创新过程中所经历的困难与辛酸。但是这一切也印证了一条不变的真理——只有懂得前瞻、勇于挑战、无惧失败的人或机构才能不断地创新、坚定地领导并推动一个新的纪元。McMaster 大学继 1965 开始策划 PBL 医学教育课程并于 1969 年正式实施后，经过不断地反思、修正及改善，于 1992 年又创建了举世皆知的循证医学（evidence-based medicine，EBM）。2004 年，在评价领域建立了以 OSCE 为架构的微站面试（multiple mini-interview，MMI）进行医学入学录取考试，以及测试个人医学知识进展的评价法（personal progress index，PPI），且均得到医学界的广泛采用。不难看出，PBL 的发展是不进则退的，也是与时俱进的。

McMaster 大学创立 PBL 以后，在十年孤独漫长的岁月中没有一所加拿大的医学院跟随 McMaster 大学的步伐，即使在美国，愿意试行 PBL 的大学也仅有 New Mexico 大学，在欧洲则以 Maastricht 大学为首，在澳大利亚则是 New Castle 大学尝试实施 PBL 课程。直到 1980 年医学教育改革之风才开始横扫欧美各国；20 世纪 80 年代，随着 PBL 研究文献的增多，PBL 逐渐受到关注并且快速席卷欧美，甚至冲击了当时世界级的大学龙头——哈佛大学。1985 年，哈佛大学医学院在 PBL 的理念基础上创建了“新途径课程”（New Pathway Curriculum），成为混杂式 PBL 课程的典范[即在传统以教师为中心的课程（lecture）中注入 PBL 的理念及小组讨论的方法]。

夏威夷大学医学院继哈佛大学后，在 15 个月之内由传统的医学课程改革成 hybrid-PBL 课程（请注意：与 McMaster 大学始创的 PBL 课程理念不同，大部分现行的 PBL 课程均是混杂式的 PBL 模式，这种模式中对学生自主学习的分量、方式、流程、评价及 tutor 师资的规定都参差不齐。由于在教育文献中对 PBL 没有一个中肯的定义，因此也形成了分析 PBL 实施成效研究的一片灰色地带）。值得注意的是，夏威夷是东西方文化的重要融合点，很多 PBL 的理念与实务是从这里传入亚洲的。

英国医学总会于 1993 年发布了一本称之为“*Tomorrow's Doctor*”（明日医生）的教育白皮书，其中述及传统医学教育的种种弊病并提出具有针对性的改善方案，包括了 PBL 的学习态度（自主、自动、自律）及情境化的学习平台。这份白皮书在 1998 年被重申其重要性并回顾其影响力。它不仅刺激了英国高等教育界，也影响了一些过去以华人为主的英国殖民地（如香港、马来西亚及新加坡）的医学教育界。

两岸学术界对 PBL 的接受始于千禧年后，间接反映出中华教育文化存在墨守成规的保守特质。

五、PBL 的心头结：束缚下求变

PBL 理念突显了传统教育弊病的思维表现，而墨守成规的传统教育思维却又成了 PBL 理念的绊脚石，两者相互纠缠，最终形成了“心结”。由于 PBL 引发了对近代高等教育在根本理念上的反思，才会给全球的高等教育界带来无比巨大的冲击，让传统教育的盲目卫道者产生失去立脚点的恐慌。毫无疑问，要能够接纳 PBL 的理念必须舍弃一大部分近代传统教育的弊病，否则，PBL 的实施就会潜藏“挂羊头卖狗肉”的危机，成为一个带着“PBL 方法”面具而骨子里却流淌着“传统思维”血液的教学模式。混杂式 PBL 受国内外不少大学和医学院的青睐，因为一些 hybrid-PBL 仅是在依然庞大的传统制度下的一小撮课程 / 科目，是一种比较容易被接纳、能顾及两端的模式，但也很容易受根深蒂固的传统教育思维的牵制而无法推陈出新。这种“变”较容易被看到，却经受不住时间的考验，因为这种 hybrid-PBL 显示的“变”只是表面形式上的变，而不是内在实质上的变。近十年来，亚洲各国高等教育改革犹如雨后春笋，大学评估认证亦推展得如火如荼，因此很多大学在这近十年间不约而同地试行 PBL 也许并不是巧合。若大学或医学教育认证促使了对 PBL 的认同，这种认同就代表了酶促反应的“外源动机”（extrinsic motivation），即使是因为外源动机驱使而实施 PBL，也还是很有可能通过尝过了 PBL 的“清泉甘露”而激发了“内源动机”，所以采用混杂式 PBL 作为衔接过渡手段也未尝不可。这种转型（transformation）往往会在 3~5 年内发生，而且政策上也会跟着有震撼性的正面改变。倘若是仅流于形式的表面功夫，即使实施十年 hybrid-PBL 也不会使学生的学习态度或成效产生显见的成果。

传统教育之所以被称为传统，就是因为它不愿改变创新。历史很清楚地告诉我们，我们终其一生都在学习应变；我们的生死成败都与“变”息息相关。中华民族的传统中不乏优良的文化，但也隐藏着不少顽固的封建迷信和老旧思想。这些“旧”文化犹如沉甸甸的石头，在漫长的岁月中为传统筑成了难以穿透的铜墙铁壁。所以，突破传统是一条铺满荆棘的路，那些倒在这条路上的传授者们往往把自己教化学生之无能与无奈怪诸学生本质及中华文化，见怪不怪但也令人唏嘘。大部分的大学老师需要被重新打造或培训，因为大学老师从来没有受过教育专业的培训，仅知传承过去“被教”的传统方法去“授教”。近几年来，各所大学都设置了教师成长中心（center for faculty development，CFD）或类似的机构，虽未臻完善但日渐成熟。

教育的工作是要由人性化的互动去催化智能的汲取与建立，电子计算机的惯性操作无法取代人脑心智的判断。例如，近年来盛行的一些e-PBL应用过分专注于e-化的手段，忽略了人与人的互动与沟通；就像是医疗行为应当结合患者的身心生活与感受去“医人”，而非动辄依靠科技仪器来“医病”。科技是达成教育目的（基础与临床）的种种工具之一，若不善于运用，以机械式的科技逻辑去作为教育与医疗的主流策略，则可能会影响学习者的自主性的思维及人性化的判断。

教育的成果，不能腐朽庸俗化、无意义地数量化与虚表地时尚化。

六、PBL 的前瞻语：为卓越奋斗

普及教育是为了造福群众，精致教育是为了培养精英，前瞻教育是为了迈向卓越。达到 PBL 的普及性，精致性及前瞻性尚有一段漫长崎岖的路要走。PBL 的沿革已经迈入了一个缓慢的历史流程。采纳、坚持及永续 PBL 教育主要的绊脚石是源自传统教育根深蒂固的弊病。若对 PBL 理念一知半解，自以为是，又会陷入传统教育思维的泥沼，甚至无法自拔。教育的目的若没有清晰的理念来指引流程，目标靶向就不够明确，教与学很可能变成无的放矢，建立不了预期的成效。PBL 的理念有很明确的发源地及产生的历史背景缘由去支撑，其教育成效亦有多元化教育研究的实证及时间的考验。PBL 可以说是当今高等教育黑暗路途中的明灯。

以下各部分代表本医学院老师在黑暗的 PBL 探索旅程中所点燃的明灯。

关超然

第二部分 PBL 的前期准备

PBL 实施五要素包括案例、学生、小组老师、场地、评价。要顺利实施 PBL，就要做好以下五方面准备：案例撰写、学生培训、小组老师培训及会议、小组讨论教室的确定、评价方法的建立。

一、案例撰写

案例撰写是实施 PBL 的基础，即“问题导向学习”中的“问题”。好的案例，要包含 P（群体 – 社区 – 制度）、B（行为 – 习惯 – 伦理）、L（生命 – 自然 – 科学）三个层面的内容，能涵盖不同学科（横向）和基础与临床（纵向）的整合思维，同时可以激发学生的学习热情。撰写案例主要包括以下三个步骤：

1. 确立学习目标

撰写案例前，首先要确立课程的学习目标，确定其涵盖的层面，然后再寻找合适的案例，撰写成合适的 PBL 案例。

2. 撰写案例

PBL 的案例是一种情境的表现，而非平铺直叙的记录性的病例。案例中语言应有目的性，精练而生动。撰写时，要根据学习目标，针对学生的程度撰写。所写的每句话都有其目的性，尽量不要纳入细枝末节（除非有特定的学习目的），以免学生纠结于细枝末节，在讨论问题时牵涉过广或钻牛角尖。

3. 编写教师指引

教师指引的撰写，可以使不同小组老师所带的小组最终都达到一定的学习目标。一些教师指引为了补充教师专业知识的不足，涵盖了犹如讲义的知识，这是错误的做法。教师指引的目的在于为帮助学生学习态度及方向的确立提供提示。每个案例最好不超过 12 页。

二、学生培训

PBL 成功实施的关键因素是学生。PBL 与传统的学习方法之间有很大的差异，因此在 PBL 实施前，要对学生进行培训。让所有的参与者都充分了解 PBL 的理念和实施方法，让学生明白自己应该如何学习，同时还要进行提问技巧、文献检索等方面的培训。

可以用讲座、示范、视频及实际演练的方式进行。

三、小组老师培训及会议

PBL 小组老师要经过培训，不仅了解 PBL 的理念，更要对讨论过程中的管控技巧进行培训。小组老师要转变观念，明白自己的角色不再是“教”，而是帮助学生“学”。

PBL 讨论是由各个小组的同学在不同的小组老师引导下进行的学习，小组和小组之间相对独立。但是小组老师之间，在 PBL 讨论的前后通常要有小组老师会议。PBL 讨论前通常由撰写案例的教师描述案例撰写目的、要求达到的学习目标等；课程实施后小组老师可以讨论带教过程中遇到的问题，讨论解决办法。

四、小组讨论教室的确定

PBL 讨论时一般为 6~10 个学生一个小组，所需教室空间可以较小。讨论进行时要求学生能够有目光接触，因此教室里要有一张能够使学生围坐成一圈的长桌，同时要有一块可供记录的白板。讨论过程中并不提倡学生一边讨论一边上网查阅资料或者翻阅教科书，这样会干扰讨论的进程。学生自主学习放在课堂讨论完毕后，因此并不需要教室中配备计算机和网络。小组老师应与学生坐在一起，让学生感觉到老师也是小组的一份子，增加学生对老师的认同与接受。

五、评价方法的建立

PBL 学习的过程不同于传统大课，学生要自己发现问题、解决问题。而传统大课的评价方法只能考核学生知识的掌握程度，并不能评价其他方面的能力。因此要建立合适 PBL 的评价方式，才能了解学生是否达到了预定的学习目标和能力。小组老师不仅给成绩，还要详细描述每位学生学习的情况并给予具有针对性的反馈与建议。

评价包括学生自我评价、学生和学生之间互评及学生对小组老师的评价。评价的方式应在第一堂 PBL 课就让学生明确地知道。

辛　岗

第三部分　PBL 的流程与步骤

经典单一案例 PBL 课（两幕）在 2 周内分次实施：每周安排 2 次讨论，分别安排在周一和周四（或周二和周五），每次时长 2~3 小时。

PBL 基本流程与步骤简介如下：

1. 参与小组老师和学生轮流自我介绍（1 名小组老师，6~10 名学生）。
2. 小组老师简单讲解 / 复习 PBL 基本程序、规则和方法。
3. 由学生选出 1 名记录员（原则上由组员轮流担任），记录的同时参与讨论，在白板上呈现并初步整理讨论内容。
4. 小组 PBL 步骤：详见下表。
5. 评价与反馈：包括学生对自我、其他学生、带教小组老师和 PBL 过程的评价与反馈，以及小组老师对学生和 PBL 过程的评价与反馈。

评价与反馈环节至关重要，无论时间是否超时，这个过程都不可省略，在 PBL 课程结束之前一定要执行此环节的活动。

6. 如时间充裕，由小组自行决定是否进行总结环节，即简要总结学习成果，回归并审视案例问题，明确问题解决成效。

进程	目的	步骤
第 1 次讨论	发现问题，设定目标，制订时间管控方案	1. 研读案例，归纳事实，澄清概念，找出线索 2. 列出并明确要探讨的问题（需达成共识） 3. 就问题进行头脑风暴（基于现有知识和认知进行讨论） 4. 分析问题，提出并最终整合形成用于解释问题的假说 5. 围绕假说，明确学习议题 6. 讨论已有知识是否足以解决所列问题，以此确定尚待学习的范围 7. 回顾步骤 4~6，共同制订出明确、具体、相关、预期能够实现的学习目标，并按重要性依次排列

（续表）

第1和第2次讨论之间	查证，研读，分析，求解	8. 小组成员各人自行搜集资料和信息，每个成员的学习任务应覆盖与学习目标相关的全部议题，避免以省事省时为动机的任何形式的任务分配和包干行为
第2次讨论	分享，求证，讨论，批判，总结	9. 将个人学习成果（信息来源和内容）在小组内以口头讲解配合白板书写的形式呈现，并进行互动性讨论，包括分享困难、寻求解决 10. 小组通过团队合作，尝试应用所学新知识共同解决或分享第1次讨论所设定的问题及相关探讨

龙　廷

第四部分　PBL 小组老师的角色与职能

一、PBL 小组老师的角色定位

PBL 小组老师以引导小组学习为唯一工作目标。其作用是帮助成员学习，达到课程设计所要求的由学生自己领悟体会并提出、整理预期学习目标。PBL 小组老师的责任与传统大课老师以知识传授为主要任务的特点大不相同。在整个 PBL 讨论过程中，除非必要，老师无需主动提供知识咨询，而是作为一名旁观者，协助引导并评价、反馈小组学习，在激发小组学习讨论动力及引导讨论方向上发挥作用。

二、PBL 小组老师的角色内涵

一名 PBL 小组老师要具备以下特点：

1. 充分准备，了解 PBL 课程学习目标、课程相关架构及各种学习资源。

2. 激发友好开放的 PBL 讨论气氛，鼓励提高讨论效率的行为。

3. 识别 PBL 小组成员中每个学生的特质和成长背景。

4. PBL 过程中要适时干预，但避免发号施令。

5. PBL 过程中机智敏捷地处理难题（非知识层面难题）。

6. PBL 讨论结束时，要鼓励小组成员勇敢回顾自己的表现，同时小组老师也要随堂进行自我反思。

经过培训，各种专业及职级水平的教师都可以成为 PBL 小组老师，当然，案例在自己专业范围内时，小组老师会有“安全感”。按照 PBL 规范要求，小组老师的职责是提供学习帮助，他们的背景知识和经验，无论是来自于一线教学、基础研究还是临床实践，都有助于促进 PBL 小组的学习。尽管如此，各学科专家们在执行 PBL 小组老师职责时，要注意角色转换，充分扮演促进性角色而非发号施令者。

三、PBL 小组老师的必备技巧

1. 保持开放与信任的氛围，鼓励 PBL 小组成员间互动。有效的互动技巧，如眼神交流，友好、礼貌的态度和尊重等方法，是营造和谐学习氛围的基本功。

2. 引导学生建立健康的学习态度、运用有效的学习方法、遵循正确的学习方向。避免过分浸淫在知识层面不可自拔，使得 PBL 演变成小组教学或单纯的知识传授。小组老师应注意引导小组讨论的内容不要偏移主题，要提醒学生时刻围绕着预先确定的学习目标进行。

3. PBL 强调学生主动学习、自我引导并寻求所需知识，勿将“PBL 案例教师版”中既有的文献或参考数据和盘托出。鼓励学生探究如何根据预先确定的学习目标和问题去获得相应知识、解答问题，以达到既定学习目标。鼓励学生尽可能从专业网站及医学学术期刊上去寻找适用的数据和证据，以补充现有医学教材的不足。

4. 提高小组讨论效率，保持小组学习过程畅通无阻。

（1）讨论之初，可提示小组先行设立讨论计划。

（2）讨论进行过程中，如发现有影响小组讨论流程通畅的问题，要提醒（或暗示）小组成员给予注意，要立即处理 / 改善这些问题。

（3）督促学生随时监控小组学习情况。每个问题讨论结束时，鼓励小组成员对讨论全过程进行回顾，及时进行自我反思，以提高整体表现。

（讨论过程中常见问题及来源和解决方法，请参考第六章。）

5. 综合评价学生表现。小组老师应当熟悉本校评价策略，并及时对每位学生和（或）整个小组表现进行形成性评价（用于反馈）或终结性评价（确定进展）（详细资料见第六章。）

四、PBL 小组老师的观察项目

在小组讨论过程中，小组老师要同时观察 / 注意什么样的讨论内容和流程呢？要随时保持与学生间的眼神交流，注意学生肢体语言，营造安全有效的学习环境。要时刻注意团队学习动力，如有问题要及时提醒并做处理。详见下表。

观察项目	不同表现形式
参与度	● 参与度高者，参与度低者，沉默者 ● 参与度“转移现象”：参与度高者突然默不作声，或参与度低者突然滔滔不绝
影响力	● 霸道型：试图用个人意志或价值观影响其他组员；或促使其他组员接受自己的决定 ● 和事佬型：持续避免在小组中发生冲突或不愉快；或在给予其他组员反馈时，只说动听的好话而避免指出缺点和错误 ● 放任型：退缩，漠视、不关心小组的活动 ● 民主型：试图让所有小组成员参与讨论或决定过程；可以开放地接受别人的批评和反馈；当小组张力紧绷时，试图以正性解决问题的方式处理冲突
小组氛围	● 友善和谐 ● 以学习任务为导向，令人满意 ● 小组成员很投入 ● 个别组员引发冲突并造成不和谐
组员情绪	● 正面情绪：稳定、兴奋等 ● 负面情绪：愤怒、受挫、防御、竞争等
小组认同感	● 小组之中存在“次小组”现象，个别成员置身于讨论之外 ● 成员时而“进入”、时而“退出”小组讨论
做决定过程	● 所有成员共同参与决定过程，达成共识 ● 少数组员做出决定意见并径自付诸执行（未征求其他成员意见） ● 做决定过程中，有个别成员贡献未得到响应或认识

（续表）

规范	● 存在讨论禁忌 ● 只能接受正面情绪表达 ● 成员间过于谦让，轻易接受彼此意见
讨论点	● 是否聚焦在问题上，是否跑题 ● 小组讨论主题跳跃

吴　凡

第五部分 PBL 实施中的评价与反馈

PBL 强调以学生为中心，注重学生学习过程，目标是培养学生主动学习、终身学习能力。学生要对自己的学习过程及结果负责。因此，PBL 评价方式也必然异于传统以知识考核为主的终结性评价模式。PBL 更注重小组讨论课结束后的即时反馈，为学生提供改进其个人行为和态度最有效的意见和建议。

一、形成性评价和终结性评价

形成性评价和终结性评价是两个重要的概念。传统教育常用以笔试为主的考试形式，以此将学生学习成果优劣进行分类，便于施教者判断或奖惩，此种评价形式称为终结性评价。终结性评价的目的是对学生学习成果进行判断。PBL 采用多元化形成性评价模式，其目的是帮助学生改进学习过程。诚如每次 PBL 小组讨论后学生自我以及对组内同学口头评价、小组老师给学生即时口头反馈等，都可以帮助学生认识和保持自己学习过程中的优点，发现不足，并利用小组老师在即时反馈中提供的建议改进学习方法，调整学习方向。

二、PBL 中常用的面对面即时反馈、评价表的应用

1. 形成性评价之一：即时口头反馈

（1）目的：帮助学生、小组老师发现自己的长处和短板，指向性地扬长避短，积极地优势互补。

（2）形式：每次 PBL 小组讨论结束前，都需要利用 10~15 分钟时间进行学生对自我、组员、小组老师及小组老师对组员的面对面反馈。

该反馈也可以利用评价表进行（自我评价、同伴评价、小组老师评价学生、学生评价小组老师）。不过常因为时间紧迫，在讨论结束后行即时口头面对面反馈。

（3）反馈技巧

1）口头评价注重客观性观察，而非基于主观性推论，注重使用描述性语言而非判别性词句。无论正面还是负面评价，都要根据评价者（小组老师或其他指定人）观察到的场景，引用被评价者的语言，有针对性地进行评价。

2）多使用正性语言进行评价。

3）分享经验，避免说教。

4）尽量以各种数据 / 证据示人，不宜用解答或解决方式。

5）反馈内容要对被评价者有所裨益，而非反馈者的个人情绪发泄。

6）给予对方的建议应充分考虑对方能够接受的程度。

7）应适时适地提出反馈，以减少个人伤害。

8）反馈时宜着眼于“对方所说”，而非“为何而说”。

小组老师应特别留意学生间相互评价与反馈时所持的态度，及时善意地纠正不适当的行为、语言及态度。

2. 形成性评价之二：PBL 评价表（表 1~ 表 3）

（1）目的：在即时反馈前形成系统评价，保留资料以形成学生学习档案，也可形成量化测量参数，用于未来终结性评价。

（2）形式：可以在每次 PBL 结束前进行；也可在课后填写网络评价表（非即时反馈，效果略逊）。

（3）注意事项

1）如果需要为终结性评价提供参数，学生应该提前知道评价方法。

2）应进行阶段性总结并为学生提供相应阶段性反馈，帮助学生认识自己的优点，知晓急需改进的方面。

3）基于不同目的和使用便利，形成性评价和终结性评价两者可结合使用。

4）评价表填写比较费时，学生若无耐性或不负责任填写，会影响评价信度和效度。因此，评价表需谨慎设计。

5）评价分数要赋予整数值。

表 1　PBL 学生评价表（教师版）

班级 __________　小组 __________　小组老师 __________　日期 __________

评价项目	学生姓名									备注
1. 参与程度										
2. 发言有效性										
3. 团队合作及沟通能力										
4. 资料准备										
5. 领导力 / 同理心										
总分										

总体反思

优点：

缺点：

建议：

附：评价项目细则（计分均为整数）

项目	0分	1分	2~3分	4~5分
1. 参与程度	缺席	无：出席但完全/几乎没有参与讨论	参与：但非主动，在同学或小组老师的暗示或督促下参与	积极参与：主动分享自己的观点，积极补充同学发言，观察组员行为并提出反馈
2. 发言有效性	缺席	无：附和其他同学，没有个人观点，发言少	一般：发言简洁度、完成讨论目标能力不足；或仅复述资料，缺乏个人观点陈述；对他人发言无法提出意见和建议；对推动小组讨论进程缺乏帮助	有效：发言简洁，目标明确；对其他组员发言能提出个人意见或补充，提出的观点可以积极推动小组讨论进程；能够对组员提供有效反馈
3. 团队合作及沟通能力	缺席且没有参与课前小组准备活动，由小组同学界定	差：参与课前的小组准备活动，课上没有有效互动、合作	一般：课前、课上比较积极地参与小组讨论和活动；组员与其相处比较愉快	好：在讨论陷入困境时能够协调组员找到目标、摆脱困境；有明确的小组目标并为之服务；组员对其合作能力评价高
4. 资料准备		简单：复制和复述；资料来源缺乏可靠性	归纳总结：进行了资料整理，分析了各类资料的可靠性并有所选择	内化：资料来源可靠，发言时可以脱稿、画图演示
5. 领导力/同理心		无：出席但没有表现出领导力或同理心	有：时间控制好；明确小组目标，并提示组员注意讨论进程；主动提出与“社会”“行为”相关的学习目标；对案例所描述情境可以“将心比心”地进行分析	优秀：有明确的团队目标，在关键时刻引领任务进程；组员对其领导力评价高；对案例中患者所处境地进行换位分析，并积极寻找资料、提出有效解决方案

表 2　PBL 小组老师评价表（学生版）

班级＿＿＿＿＿　小组＿＿＿＿＿　小组老师＿＿＿＿＿　日期＿＿＿＿＿

序号	项目	（1）非常同意	（2）同意	（3）无意见	（4）不同意	（5）非常不同意
1	小组老师清楚本案例学习目标并有意识地引导学生完成					
2	小组老师通过问题引导学生进行逻辑性、批判性思考					
3	小组老师常用鼓励性话语激发学生探索知识的兴趣					
4	小组老师表现出良好的职业素养，包括着装、言谈、伦理等					
5	小组老师能够给予学生有效、具体的反馈，帮助学生认识自身优点和改进点，并指出改进学习的方向					

请提供您对小组老师其他的建议事项或意见：

1. 主要优点有哪些？

2. 主要缺点有哪些？

3. 下次小组讨论您认为小组老师应该做些什么或不做些什么，以便加以改进？

表 3 PBL 讨论学习评价表（团队及自主学习的反思与互评）

班级 __________ 小组 __________ 小组老师 __________ 日期 __________

序号	项目	（1）非常同意	（2）同意	（3）无意见	（4）不同意	（5）非常不同意
1	本组同学参与度良好					
2	同学之间互动良好					
3	本组讨论之进行流程顺利					
4	讨论内容有系统性、组织性并充实					
5	本组同学均认真搜集资料					
6	同学们的学习兴趣高昂					
7	本组同学大多能达到预定学习目标					
8	对学习方法、思维能力培养有帮助					

1. 您认为自己在本案例讨论中：

（1）最突出优点和能力各是什么？

（2）与上个案例比较哪些方面已有实质性改进？哪些还需改进？

2. 您认为哪位 / 几位组员最值得钦佩？最值得钦佩的地方是什么？

3. 您认为哪位 / 几位组员还需要帮助？需要帮助的地方是什么？

林常敏

第六部分　PBL实施中的常见问题与解决建议

问题1. 小组不知从何开始，不知道该做什么，可能呈现些许焦虑和寂静，却看不出任何预备进行讨论的热诚，您怎么办？

建议1：在给小组发资料前，指定两名同学分别作为组长和记录员（每次指定同学时，本着公平原则，轮流担任），而组长必须提前准备这次讨论，默认每次讨论可以由组长开始，这避免了开场时冷场。讨论可以以组员快速朗读资料形式开始，既熟悉了讨论内容，又带动了积极性。

建议2：可以在冷场时抛出问题引导学生，或者学生出现冷场时，可以针对那个冷场问题进行评价或解答或留予某位同学课后查找等方式以越过该冷场点。同时也可以从讨论过程中了解哪位同学积极性较高，可以指定该同学发表其看法。

建议3：带动每位同学，让每位同学都开口说话，无论对与不对，都应该先肯定其发言，针对其观点，再进行评价。组长在讨论过程中必须带动发言比较少的同学，避免发言两极分化现象。（孟勇）

问题2. 小组中有两位学生质疑问题导向学习的价值，他们认为参加小组讨论并预备讨论资料是浪费他们时间，尤其是在考试期间。您怎么办？

建议1：合理分配课后任务，以减少学生学习压力及PBL花费的时间。

建议2：通过成功的PBL演示，体现出PBL的价值，让学生感受PBL的优势。

建议3：进行讨论内容的有效记录及资料规范整理，可以作为学生考试复习要点，贴近学生考试内容。（孟勇）

问题3. 虽然您很努力，小组还是无法发挥功能，小组学生们表现沉默，不专心听别人意见，整个讨论没有清晰的思路，没有热情，您怎么办？

建议1：讨论前告知学生，完整聆听其他同学意见，不打岔，不一棒打死，先肯定后评价并发表自己观点。

建议2：及时发现小组讨论方向是否偏离主题，及时导回。

建议 3：讨论期间，可以提示组长或者记录员及时对已讨论问题及记录资料进行整理，以突出讨论主线，理清思路。（孟勇）

问题 4. 在小组讨论中有一位学生针对讨论问题提出了一个显然不合逻辑的假设，您怎么办？

建议 1：相信学生们的自我修正能力，暂不干预，给学生们适当时间让他们自我发现问题。通常情况下，对于某位同学提出的显然不合逻辑的问题，其他同学会很快给予否定或经过简短讨论后予以否定。

建议 2：如果较长时间（超过 5 min），这个显然不合逻辑的假设没有被否定，甚至错误引导了讨论方向，可以参照教师版案例（tutor guide）建议的“提示问题”对学生进行提示，以纠正讨论方向。

建议 3：如教师版案例未列出相应学习目标的“提示问题”，小组老师根据现场情况，按照能够引导学生讨论达成学习目标所给予最小干预原则，对学生进行适当提示。同时，记录和标注有关提示问题，反馈给教师版案例撰写者及有关人员，以便进一步完善教师版案例。（王革非）

问题 5. 小组读完学生版案例第一部分，在简短讨论后，有部分学生反映他们找不出重要问题，除非有更多资料，您怎么办？

建议 1：对照教师版案例，按照建议的“提示问题”，对学生进行适当提示。

建议 2：小组老师根据现场情况，按照能够引导学生讨论达成学习目标所给予最小干预原则，对学生进行适当提示。例如，提出少量关键词，或者用提问方式让学生们关注有关线索等。同时，记录和标注有关提示问题，反馈给教师版案例撰写者及有关人员，以便进一步完善教师版案例。（王革非）

问题 6. 小组读完学生版案例第一部分，学生们认为他们已经抓到重点且有合理解释，因而觉得这个案例没有必要再讨论下去，您怎么办？

建议 1：小组老师在确认知晓学生讨论进度情况下，对照教师版案例，评估学生是否已经完成第一部分学习目标。如果是，则继续进行学生版案例第二部分。

建议 2：对照教师版案例，对学生未达到或讨论的学习目标，按照建议的“提示问题”，对学生进行适当提示。

建议 3：如教师版案例未列出相应学习目标的“提示问题”，小组老师根据现场情况，按照能够引导学生讨论达成学习目标所给予最小干预原则，对学生进行适当提示。同时，记录和标注有关提示问题，反馈给教师版案例撰写者及有关人员，以便进一步完善教师版案例。（王革非）

问题 7. 在小组讨论中学生们列出一些和案例相关的重要问题，但学生们并未就这些问题做进一步讨论，也没有记录在学习目标中。学生们直接决定提早下课去图书馆查数据，您怎么办？

建议 1：称赞学生很有效地列出了问题，节省出很多额外的时间。

建议 2：建议学生应该将列出的问题做分类，方便课后研究。

建议 3：建议学生应用他们已有知识来试行讨论已归类问题，找出不足之处，进而按照不足，安排与落实研究。（张国红）

问题 8. 小组中如有学生选择一个不契合案例的问题作为讨论后的研究功课，您怎么办？

建议 1：建议学生从“不契合案例的问题”讨论中可学习到东西。

建议 2：告知学生对不在预定学习目标的问题进行讨论可能干扰整体学习流程。

建议 3：咨询学生意见，以学生自主方式判断已设立的问题与案例学习目标的关联性，并重新梳理案例内容，达成共识。（张国红）

问题 9. 小组正在热烈地进行切题且具启发性的讨论，但其中有两位学生因为不认同讨论方向而觉得被孤立，您怎么办？

建议 1：邀请这两位不同观点同学阐明自己的观点，减小其心理包袱；邀请组员对这两位学生所提观点做一定的阐述与反馈，分析其对切题讨论所带来的贡献。

建议 2：继续利用小组团队力量去正面影响他们，使其积极参与讨论。（张国红）

问题 10. 小组中因为学生对重要问题看法有不同意见而发生冲突，您怎么办？

建议 1：小组老师先将发生冲突学生的情绪稳定下来，再询问引发冲突的原因。

建议 2：在顾及双方情绪和感受情况下，提出自己的意见以解决引起冲突的问题。（陆军）

问题 11. 小组于讨论结束后进行评价时，有一位学生认为在小组讨论中学生们轮流发表所学的方式很无聊，另一位同学也附议，您怎么办？

建议 1：可以征求全部学生意见，认为以什么样的方式来发表所学才会觉得不无聊。

建议 2：可以采取抽签等更有兴趣性的方式。如果其他大部分同学认为这样还好，可以引导他们遵循少数服从多数的处事原则。（陆军）

问题 12. 在小组中有一位学生明显地主导整个讨论进程，然而他和其他学生共同分担责任，每次参加小组讨论前也都充分准备，您怎么办？

建议：表扬该同学的学习态度，并倡导向他学习。把主导讨论学生引导到自己意见中来，再把问题丢给另一个学生来讨论。（陆军）

问题 13. 小组中一位学生一直不太参与讨论，表现“安静”，您怎么办？

建议：其实大多数看似不参与讨论的同学，也并非真正“置身事外”，一般他还是能倾听其他同学发言。之所以表现“安静”，一是性格内向，不善于表达；二是没有充分准备，害怕自己讲错，不敢表达。无论怎样，这正是 PBL 让他成长的地方，小组讨论正是给他提供一个表现自我、阐述观点的环境和机会，一般在 PBL 开始时，小组老师就先阐明 PBL 的特点，鼓励同学积极发言。如果该同学依然“安静沉默”，教师可就某个问题直接提醒，如“关于 ×× 问题，刚才张 ××、刘 ×× 等讲了自己的观点，李 ××，你有什么看法？”大多数情况下，他会讲出自己的观点，但注意他一旦开口，老师一定要给予肯定，多说一句“还有吗？”鼓励他继续讲下去。如果他依然不开口，我认为不要逼他，暂时忽略过去，以免他太尴尬。还可以利用最后“总结反馈”环节，了解他个人的想法和困难，不论是什么原因，小组老师都要帮助他解决困难，给他鼓励，即使他在本次讨论中一言未发，也要肯定他认真听取他人发言，为他加油，让他下次努力！（吴丽萍）

问题 14. 在某一次小组讨论中有一位学生缺席，事先并未告知任何同学，也没向您报备，在下一次小组讨论中他出席了，但同学们并未提及上回缺席的事，您怎么办？

建议：一般小组成员不超过 10 人，如有缺席，讨论前小组老师应该能够了解，可向学生简单询问，至少让学生知道您了解情况，但不可花费很多时间。下次讨论时小组老师可私下向缺席者询问情况，如果对 PBL 有看法，可沟通；如确有急事，可谅解；但告诉他应告知同学或老师，并询问他对错过的学习目标是否了解。（吴丽萍）

问题 15. 小组讨论问题正巧是您的专长，您怎么办？

建议：所讨论的问题是自己专长，并没什么不好。但要注意，一定要按教师指引要求，引导学生完成各项学习目标，切不可发挥专长，信马由缰；更不能按自己意愿进行“演讲”，让学生变成“听众”；也不能在讨论中总说“错了，应该这样、那样……”这就背离了 PBL 的要求。（吴丽萍）

问题 16. 小组中有学生向您反映您过度掌控小组讨论，而不让学生自己做决定，您怎么办？

建议 1：感谢学生提出意见，承诺在以后讨论中充分注意掌控度，同时，也会在小组讨论偏离主题时适当提醒。

建议 2：建议学生监督小组老师，当掌控过度时，给予提醒。（李伟中）

问题 17. 在学期第一次讨论中，学生向您提问课程将如何打分，您怎么办？

建议：告知学生，有统一的评分标准对学生 PBL 课前准备、讨论中表现进行评分。（李伟中）

问题 18. 学生不愿在公开场合给予小组老师表现以反馈，您怎么办？

建议 1：首先向他解释他的反馈不会影响小组老师对他的评分，并且还可以帮助小组老师在接下来讨论中做得更好。

建议 2：如果他仍然不愿意，也可以选择私下或者 E-mail 进行反馈。（李伟中）

第七部分 PBL 常用资源

一、中文参考书

1. 关超然，李孟智. 问题导向学习之理念、方法、实务与经验：医护教育之新潮流. 北京：北京大学医学出版社，2015.

2. 黄钢，关超然. 基于问题的学习 (PBL) 导论：医学教育中的问题发现，探索，处理与解决. 北京：人民卫生出版社，2014.

3. 徐平. PBL 我们的思考与实践. 北京：人民卫生出版社，2015.

二、英文参考书

1. Amador JA, Miles L., Peters CB. The practice of problem-based learning: a guide to implementing PBL on the college classroom. Bolton, MA: Anker Publishing Company, 2006.

2. Barrows HS, Tamblyn RM. Problem-based learning: An approach to medical education. New York: Springer, 1980.

3. Barrows HS. How to design a problem-bases curriculum for preclinical years. New York: Springer, 1985.

4. Davidson JE, Sternberg RJ. The psychology of problem solving. Cambridge: Cambridge University Press, 2003.

5. Lambros A. Problem-based learning in middle and high school classrooms: At teacher's guide to implementation. Thousand Oaks: Corwin Press, 2004.

6. Ronis DL. Problem-based learning for math & science: Integrating inquiry and the internet. 2nd ed. Thousand Oaks: Corwin Press, 2008.

7. Savin-Baden M. Problem-based learning in higher education: Untold stories. Philadelphia: SRHE and Open University Press, 2000.

8. Savin-Baden M., Wilkie K. Challenging research in problem-based learning. Berkshire: Open University Press, 2004.

9. Savin-Baden M., Howell Major C. Foundations of problem-based

learning. New York: Open University Press, 2004.

10. Savin-Baden M., Wilkie K. Problem-based learning online. New York: Open University Press, 2006.

三、网站

1. http://cll.mcmaster.ca/resources/pbl.html
2. http://cmucfd.cmu.edu.tw/pbl_01.html
3. http://www.studygs.net/pbl.htm